超・急性期脳梗塞からのリハビリテーション

医療法人光臨会
荒木脳神経外科病院
理事長　荒木　攻

はじめに

前著『超急性期脳梗塞治療への挑戦！』では、急性期の脳梗塞治療の最新情報を中心に紹介しました。生活習慣に気を付け、正しい医療情報を知って治療を受ければ、脳梗塞も以前ほど恐れる病気ではなくなってきたことをお伝えしました。

急性期脳梗塞治療の最大目的は、いかに後遺症を引き起こさないようにするかです。しかし、脳へのダメージは、程度の差はあっても多くの患者さんに何らかの障害を起こします。そこで、できるだけ身体機能を回復させ、日常生活に不便を感じないように訓練することが必要になります。それが、脳梗塞の治療におけるもう一つ大事な治療「リハビリテーション」です。

今のように、急性期病院から回復期リハビリテーション病院（病棟）への速やかな転院が行われるようになったのは、２０００年に、一般病棟とは一応区別して、病状が安定し、リハビリテーションに専念する必要のある患者さんに対して、「回復期リハビリテーション病棟」という病棟ができたことがきっかけでした。

しかし、リハビリテーションは急性期のできるだけ早い時期に、できるだけ多くの時間を費やすことが後遺症の軽減につながります。その後もできるだけ多くの時間をかけてリハビリテーションをすることが、機能回復の効果を高めます。そういった点から、発病から少しでも早くリハビリテーションを開始し、病態が安定したら早い段階でリハビリテーション治療をメインとした回復期リハビリテーション病院に移ることは患者さんにとってメリットになります。

当院は急性期から回復期まであわせて全110床、そのすべてで、日曜日も祝日も関係なく1年365日リハビリテーションを提供しています。

このため、退院する患者さんは、国が定める入院日数の上限である180日を大きく下回る日数で退院する患者さんがほとんどです。

入院日数を区切るというのは、国の医療財源を有効活用するという目的もあります。これは患者さんにとっては回復への一つの追い風になっていると思います。

また、科学の進歩は、急性期の治療だけでなく、リハビリテーションの分野にも変化をもたらしました。その代表的なものが、ロボットリハビリテーションなどのニューロリハビリテーションでしょう。

ニューロリハビリテーションによって、発症後時間が経ち、機能回復は難しいとされてきた患者さんにも光明が見え、リハビリテーションの可能性が大きく広がってきています。

本著では、急性期の脳梗塞治療におけるリハビリテーションの話を中心に、入院時から退院後の生活までを支える地域の連携について触れました。

脳梗塞になられた患者さんが希望をもって、前向きに生きる一助となれば幸いです。

令和元年　五月一日

目次

第2章　脳梗塞のリハビリテーション

第3章　リハビリテーションの流れ

第4章 先進のリハビリテーション

第5章　医療と介護の地域の要として

第1章

脳梗塞の基礎知識と治療について

脳梗塞は脳卒中の1つ

表1　日本人の死亡原因

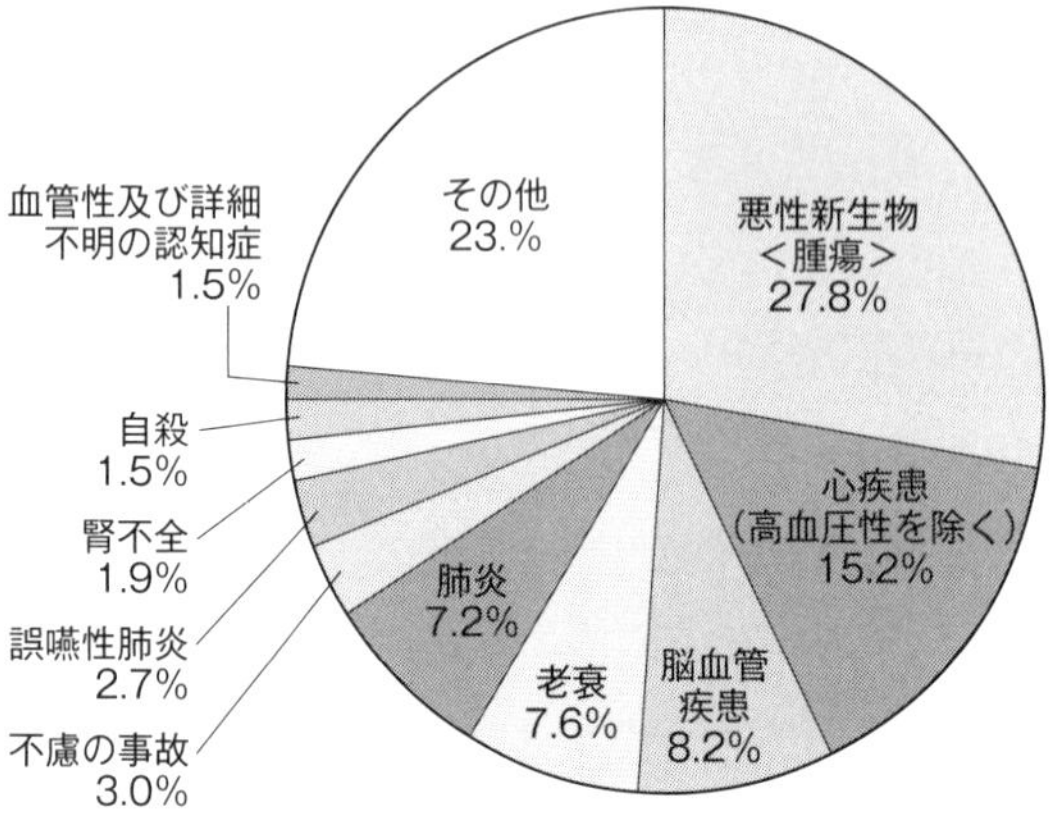

厚労省　平成29年（2017）人口動態統計月報年計（概数）の概況　より

脳梗塞は、脳の血管が詰まり（梗塞）、その先に十分な血液が流れなくなる病気で、脳卒中のひとつにかぞえられます。脳卒中には、脳梗塞そのほかに脳の血管が破れる脳内出血やクモ膜下出血などの脳出血があります。

脳梗塞と脳出血をあわせた脳卒中は、がん、心疾患と合わせて三大疾患と呼ばれています。この三大疾患だけで日本人の死亡原因の半数を占めているのです。以前は、脳卒中が日本人の死亡原因1位でしたが、食生活の変化や予防対策の浸透、治療法の進歩によって、1970年代から死亡数は徐々に減少してきま

表2　介護の割合

65歳以上の要介護者等の性別に見た介護が必要となった主な原因

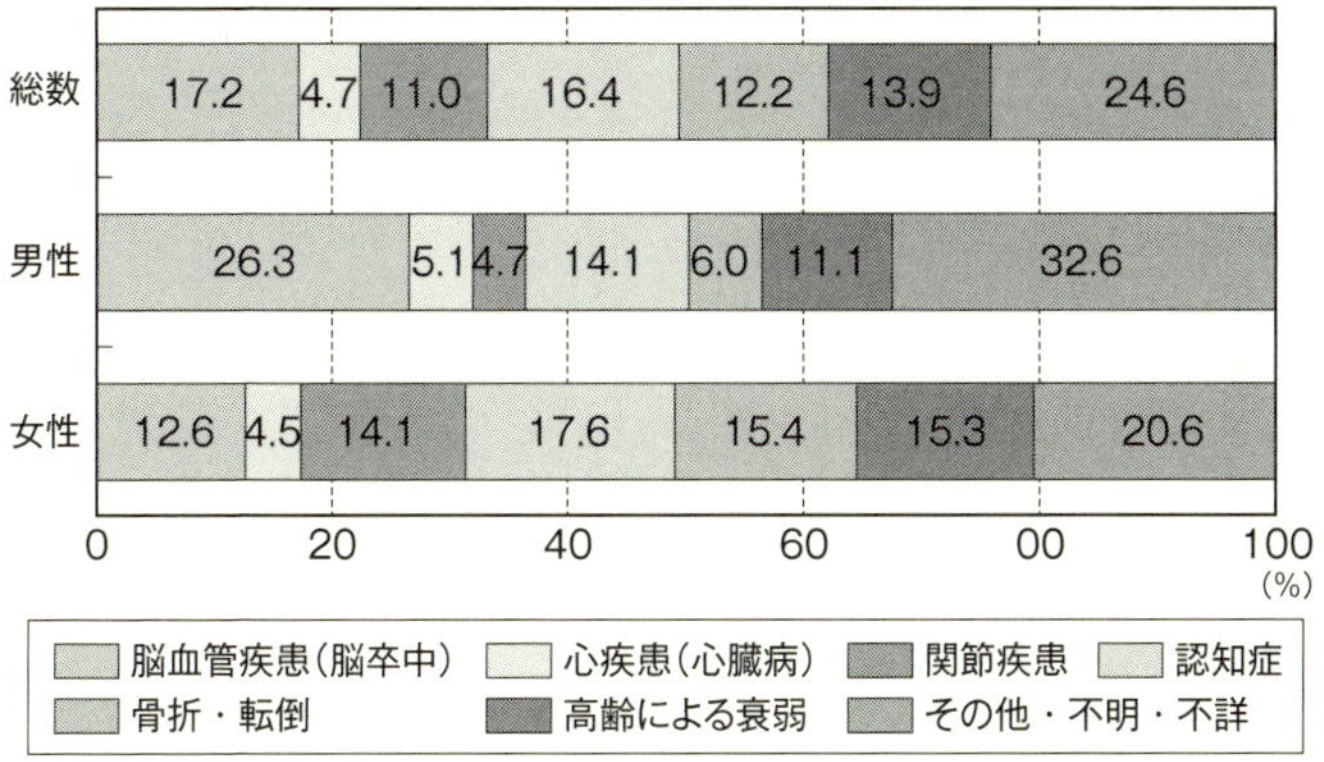

資料：厚生労働省「国民生活基礎調査」（平成25年）

した。2017年の統計では、1位はがん、2位が心疾患、3位が脳血管障害（脳卒中）となっています（表1）。

3位になったとはいえ、いまだに年間約12万人が、脳血管障害が原因で亡くなっています。

寝たきりになる原因第1位

また、脳神経が障害を受ける脳卒中は、死亡に至らなくても、言葉や飲み込みの障害、記憶や思考能力の障害など体の一部に麻痺や感覚の障害がおこる可能性があります。後遺症が重い場合は、寝たきりになることもあります。寝たきりになる疾患は、脳卒中以外にも、パーキンソン病、骨折、認知症などがありますが、寝たきりになる原因の第1位が脳卒中なのです（表2）。

そのため、脳卒中の予防は寝たきりの方を一人でも少なくするためにも必要なことであり、もしなったときには、最適な治療とリハビリテーションが求められています。

脳卒中の治療では、リハビリテーションが必要になることがほとんどで、リハビリテーションは急性期治療のときから始まります。急性期が過ぎて回復期に入っても行うのが一般的で、他の病気に比べると入院が長期化する傾向があります。

脳梗塞の治療費

脳梗塞や脳出血の治療にかかる医療費は、手術の種類や治療内容によって異なります。また、治療を受ける病院の機能や患者さん自身の年齢や収入額によっても変わってきます。

病院には、ＤＰＣ制度（包括支払い制度）というものがあります。この制度は、平成15年に導入された急性期入院医療を対象としたもので、診断群分類に基づいて1日あたりの支払いが決まります。つまり、投薬、注射、検査等をひとまとめにした定額点数と手術やリハビリテーション等を行った分だけ請求する出来高点数を組み合わせて、入院費を計算するのです。この制度は、「ＤＰＣ対象病院」として国から認可を受けている病院だけが

表3　脳梗塞の治療費

	総医療費	75才 自己負担1割	65才 自己負担3割	65才 自己負担3割 高額医療費 制度利用
1月目	約140万円	約4.4万円	約42万円	約10万円
2月目	約140万円	約4.4万円	約42万円	約10万円
3月目	約140万円	約4.4万円	約42万円	約10万円
計	約420万円	約13万円	約126万円	約30万円

※上記の費用以外にも、食事代や有料個室を利用した場合等、別に金額が発生します。

導入しています。

それでは、実際の治療における医療費の自己負担はどのくらいになるでしょうか。

例として、ＤＰＣ対象病院で手術を必要としない比較的症状の軽い脳出血の治療のため１か月入院し、その後、リハビリテーション専門病院で２か月間入院した場合をみてみましょう。

１か月の総医療費が約１４０万円とします。そうすると、75歳以上の方は、自己負担の上限が決まっていて、自己負担が１割の場合は、１か月の上限が約４万４千円となります。65歳以上75歳未満の方は、自己負担が３割をなっているので、ひと月で約42万円、３か月で約１２６万円と高額な負担となってしまいます（表３）。

高額療養費制度

ただし、日本では、「高額療養費制度」という自己負担金額を抑える制度があります。この制度は、患者さんの収入によって自己負担額の計算方法が変わりますが、例えば、年収が約370万円から約770万円の方がこの制度を利用すると、ひと月の負担額は約10万円までに抑えることができます。そうすると、3か月で約30万円となりますから、制度を利用すれば、利用しないときと比べて約4分の1の医療費ですむことになります。

この高額療養費制度は、それぞれが加入している国民健康保険や勤め先の健保組合などに申請することで利用が可能です。

超高齢化社会にある日本は、医療や介護のための社会保障費の増加をどう抑えるかは差し迫った大きな問題です。厚生労働省は、多くの高齢者が少しでも健康寿命を延ばせるように、住み慣れた地域で自分らしく人生を最後まで送れるように、地域包括ケアシステムを構築しつつあります。

脳梗塞は、基本的には高齢者に多い病気です。脳梗塞をどのように予防し、治療するか、そして、できるだけ発症前に近い生活ができるようにするために、どのように支えるかを追求していくことは、社会の要請でもあるといえます。

脳梗塞の種類

次に脳梗塞の種類について説明します。

脳梗塞は、ラクナ梗塞、アテローム血栓性脳梗塞、心原性脳塞栓症の3つに大きく分けられます（図1）。

〈ラクナ梗塞〉

ラクナ梗塞は、脳の太い動脈から枝分かれした細い血管（穿通動脈）が、高血圧のために血管壁が厚く固くなって狭くなったり、塞がったりして、血管が詰まった場合に起こります。

血管が細いため、脳細胞が壊死する範囲（梗塞巣）が小さく、症状は軽いことが多いです。しかし、繰り返すと手足の動きが鈍くなり、手の震えや歩行に障害が出るパーキンソン症候群を起こしたり、血管性認知症の症状が出ることがあります。

日本人に一番多く発症するタイプです。

〈アテローム血栓性脳梗塞〉

アテローム血栓性脳梗塞は、頸動脈や頭蓋内の太い動脈が硬化（アテローム硬化）することで起こります。アテロームとは、血管壁の中にコレステロールなどがたまったものです。

アテローム硬化のために動脈が狭くなり、そこに血栓ができて完全に詰まったり、血栓がはがれて流れ出し、血管の先端部分が詰まって起こります。

危険因子は、脂質異常症や糖尿病、高血圧など、いわゆる生活習慣病です。症状は、感覚障害や片麻痺、さらに失語や失認などの高次機能障害を伴う場合もあります。

日本人よりも欧米人に多くみられ、日本人では脳梗塞の2割ほどです。

〈心原性脳塞栓症〉

心原性脳塞栓症は、心臓の中でできた血栓が流れ出し、脳の中に入って動脈をふさぐことで発症します。

図１　脳梗塞３分類

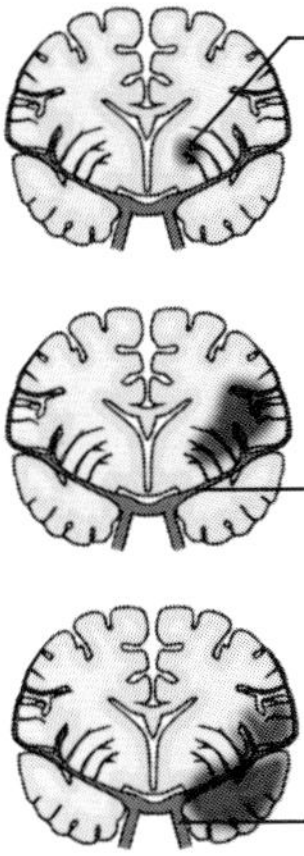

●ラクナ梗塞《こうそく》

細い血管が詰まっておこる脳梗塞

●アテローム血《けっ》栓《せん》性《せい》脳《のう》梗《こう》塞《そく》

太い血管が動脈硬化をおこして細くなったり、詰まったりしておこる脳梗塞

●心《しん》原《げん》性《せい》脳《のう》塞《そく》栓症《せんしょう》

心臓にできた血栓（血の固まり）が流れてきて、太い血管が詰まっておこる脳梗塞

血栓をつくりやすい心臓病は、心筋梗塞、心筋症、心房細動（不整脈）、リウマチ性心臓病（弁膜症）などがあります。なかでも、最もよく見られるのが心房細動による脳梗塞です。この脳梗塞は、太い血管が急に詰まるため、代わりになる血管が新しくできる余裕がありませんから、脳梗塞の範囲は広くなり、症状も重症になりやすいです。

　心原性脳塞栓症は脳梗塞の20～25％を占めています。

脳梗塞の症状

神経系の構造

脳は大きく分けて大脳、小脳、脳幹からなっています。それぞれに役割があり、大脳は思考や記憶、運動、視覚、聴覚、言語などをつかさどり、前頭葉、頭頂葉、側頭葉、後頭葉からなっています（図2）。

大脳は、さらに左脳と右脳に分かれていて、左右それぞれが反対側の身体を支配しています。そのため、手足を動かす運動神経は、脳幹の一番下の延髄から脊髄へ移行するところで交叉して反対側に向かい（錐体交叉）、顔や手足で感じた情報を脳に伝える感覚神経の通り道も同様に交叉しています。

ですから、左右のどちらか半分の部分に感覚の異常が出た場合は、脳梗塞の症状と考える必要があります。たとえそれが一時的であっても、脳梗塞の前兆症状である「一過性脳虚血発作」（後述・図3）の可能性がありますから、すぐに専門病院での受診が必要です。

図２　脳の構造

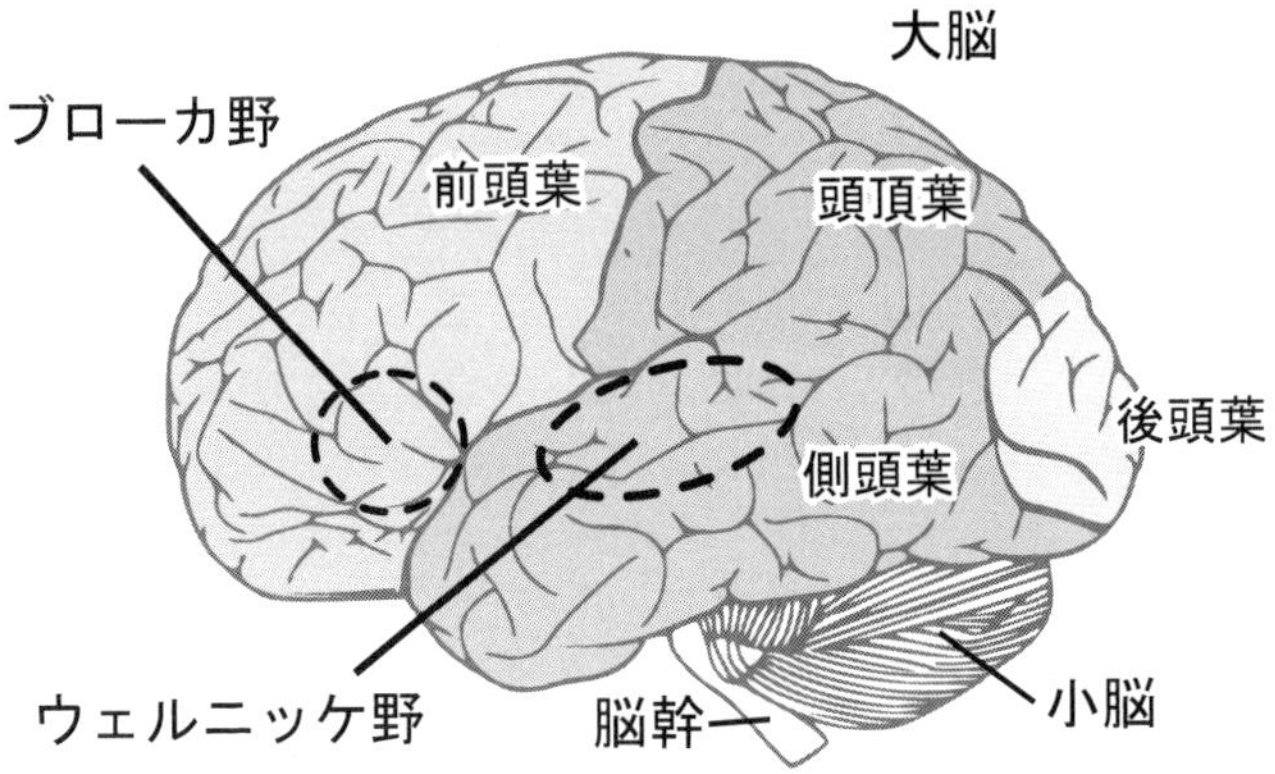

脳梗塞の症状は、脳のどこが障害を受けたかによって症状が違います。

次に主な症状をみていきましょう。

1　体の片側の麻痺やしびれ

脳梗塞の症状の特徴は、体の片側に障害が起こることです。主に手足や顔の片側に力が入らなかったり、しびれたりといった症状が現れます。まれに、両側が一緒に発症する場合あり、また、手足だけ、顔だけの場合もあります。

2　言葉の異常

舌や顔面の筋肉が麻痺して呂律が回らなくなる「構音障害」や、言語中枢の障害による

「失語症」が現れることがあります。

言語中枢は、右利きの人は大多数、左利きの人は約6割が左脳にあるといわれています。左脳の前頭葉にある「ブローカ野」が損傷すると、話すことはできませんが、相手の言っていることは理解が可能です。左脳の側頭葉にある「ウェルニッケ野」が損傷すると、話すことはできますが、話している言葉が意味不明で、相手の言っていることの理解もできなくなるということが起こります。また、読み書きも困難になります。

3 見え方の異常

片方の目が見えない、物が二つに見える、視野の半分が欠けるなどの症状が現れます。目から入った情報は視神経を通り、目の後ろで交差して後頭葉の視覚中枢に伝達されます。例えば、右後頭葉が障害を受けると、両目ともに左側が見えなくなる「同名半盲」という障害が起こります。

また、一時的に片目にカーテンがかかったように見えなくなる障害が現れることがあります。これは、「一過性黒内障」といって、目に通っている血管が分かれる内頚動脈が狭くなることが原因で起こるので、脳梗塞の前兆症状として重要です。見逃さないようにしてください。

4　立てない、歩けない

感覚障害、バランス感覚障害が起きている場合、自分の体を自分でコントロールするのが難しくなって、力は入るけど歩けない、立てない、ふらつきがあるなどの症状が現れたりします。

図３　脳梗塞の前兆（TIA）

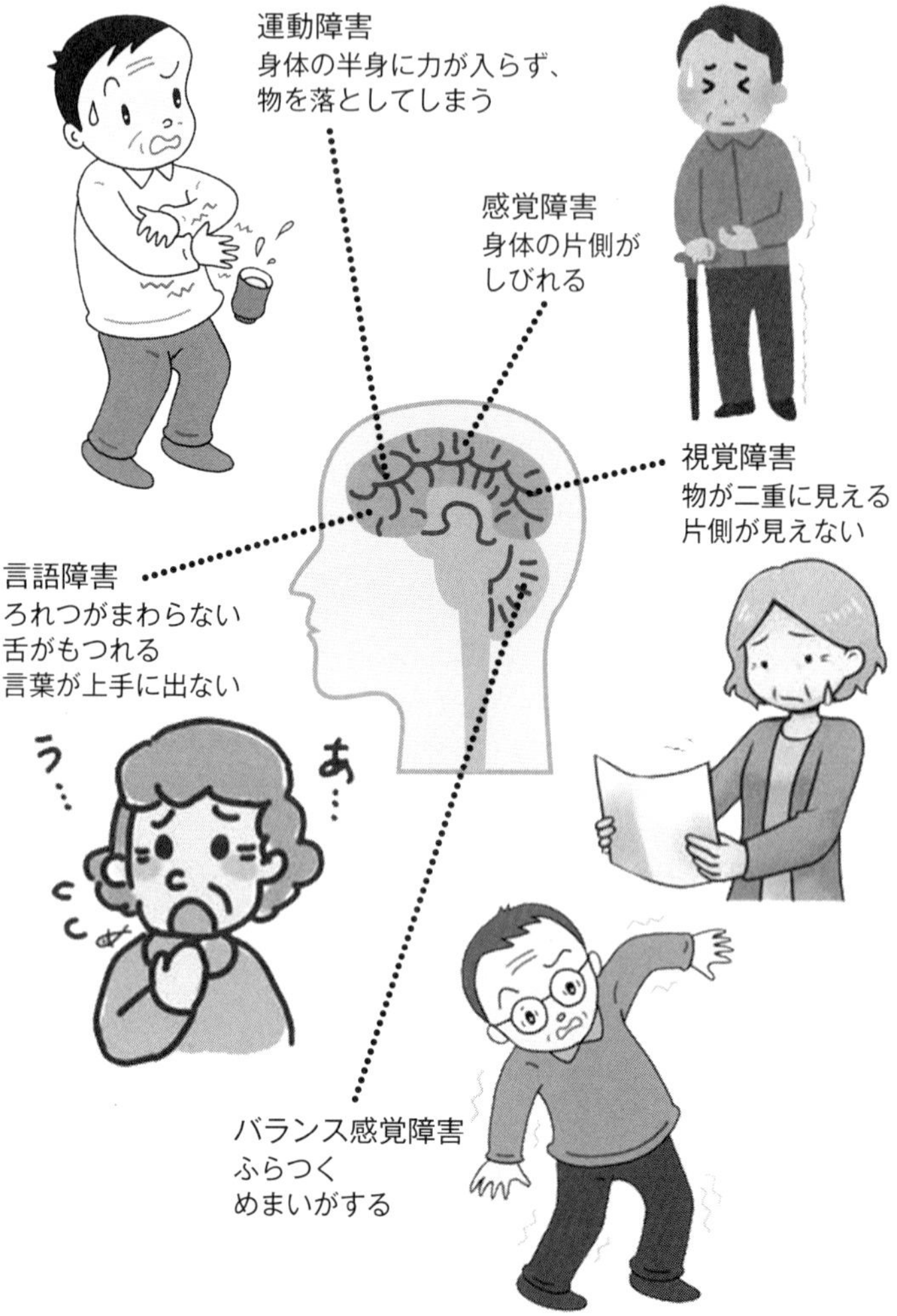

脳梗塞の前兆　一過性脳虚血発作

前兆症状が見られたらすぐ病院へ

今まで説明してきた脳梗塞の症状があらわれて短時間で消えてしまう場合があります。この症状が脳梗塞の数少ない重要な前兆症状である「一過性脳虚血発作」です。

一過性脳虚血発作は、脳の一部の血流が一時的に悪化して起こり、その多くが数分から数十分で消えてしまいます。そのため、「たまたま起こっただけ」と思い込んで病院を受診しないままの人が少なくありません。

しかし、これほど危険なことはありません。一過性脳虚血発作を治療しないで放置しておくと、3か月以内に15～20％の人が脳梗塞を発症することがわかっています。

ただ、この事実を一般の方はあまり認識していません。そのため、一過性脳虚血発作が起こったときは、すぐに専門病院を受診することの重要性を広く訴えていく必要があると考えています。

ACT FASTを覚えて、すぐ行動

脳梗塞の症状をより早く、より明確に知るために、三つの症状に注目した「ACT－FAST」という標語があります。これは、アメリカの脳卒中協会が、脳卒中が疑われる症状のある人を見たときに、以下の三つのテストをするように勧めていて、その頭文字をとってFASTと呼んでいます。

1 Face（顔）顔の麻痺

顔の片方が下がる、ゆがむなどします。「笑ってください」と言っても、うまく笑えないときは注意が必要です。

2 Arm（腕）腕の麻痺

片方の腕に力が入らなくなります。「両腕を上げたままにしていられますか」と質問して、できないときは片腕が麻痺していると考えられます。

3 Speech（言葉） 言葉の障害

言葉が出てこない、呂律が回らないなどの症状があるときは、脳梗塞の可能性があります。いつもと違う話し方がしかできないときは注意してください。

4 Time（時間） 発症時刻

症状が出た時間を必ず記憶しておいてください。脳梗塞は時間との勝負です。救急車を呼んだり、病院に着いたときに、いつ起こったのか、その時刻を正確に伝えられることが重要です。

1、2、3の症状のうち、1つでもあれば脳梗塞の可能性があります。「とりあえず様子をみよう」とか「救急車を呼ぶのは大げさだ」などと考えずに、すぐに救急車を呼んでください。脳梗塞は治療の遅れが生命にかかわる病気です。迷っている間に病状がどんどん悪化してしまいます。

脳卒中を発症したら

脳卒中を発症したらすぐ救急車を呼び、救急車が到着するまでは、次のような応急処置をして待つようにしてください。

意識がある場合

すぐに周りにいる人に助けを求めます。そして、できるだけその場で横になるようにします。もしその場で寝る場所が見つからなくても、歩いてはいけません。歩くことで脳への血流がさらに悪くなって障害が悪化する恐れがあるからです。

また、周りの人は、その人を乗せて運べるもの、例えば、マットや毛布などに乗せて環境のよいところに移動させます。これは、脳への血液を保つためと血圧の上昇から起こる出血の悪化や再出血を防ぐために必要な処置です。

意識がない場合

声をかけても返事がない、体を揺すっても反応がない、目を開けていても何を言っているかわからないなどの症状がある場合、周りの人は、慎重に、迅速に行動しなければなりません。

意識があるときと同じように、適切な場所に移します。戸外であれば、風通しのよい日陰がよいでしょう。

頭はできるだけ動かさないようにします。気道を確保するため、頭を前に倒すのは厳禁です。枕もしないようにします。

いびきがひどく、呼吸が苦しそうなときは、タオルや座布団などを肩の下に敷くと楽になることがあります。コツは、首を反らせ気味にすること。嘔吐したり、嘔吐しそうなときは、誤飲や窒息を防ぐために体を横にして寝かせます。

麻痺があるときは、麻痺のある側を上にして、横向きにします。

上着などはボタンを外し、ズボンのベルトを緩めるなど、着ている服を緩めて楽にさせます。室内の場合は、風通しを良くして、室温調整ができるときは20度ぐらいに設定し、照明を暗めにするようにしてください。

脳梗塞になりやすい人

脳梗塞になる危険を高めるのは、高血圧や糖尿病、脂質異常症などの生活習慣病です。生活習慣病は、脳梗塞の原因となる動脈硬化を起こすリスクを高めます。それを予防するために注意したいのは、喫煙、お酒の飲みすぎ、塩分・糖分・脂肪の摂りすぎ、運動不足、ストレスなどです。また、加齢も動脈硬化を進め、心房細動の原因となります。

自分のライフスタイルを見直し、少しでも危険因子を減らす努力をするようにしてください。

画期的な治療法

t-PA静注療法

以前、私たちがこれまで脳梗塞を発症した患者さんに対して行ってきたのは、少量ウロキナーゼ点滴静注法、抗血小板療法、抗凝固療法、血液希釈療法、脳保護療法、脳浮腫軽減療法などです。いろいろな方法はありますが、回復させるというより、症状をこれ以上進行させない、再発を防ぐ、合併症を防ぐなどの目的で行われるもので、保存療法といえるものばかりでした。

また、脳神経外科の開頭手術も詰まってから再開通させるまでの時間があまりにも長く、急性期の脳梗塞にはほとんど役に立ちませんでした。ウロキナーゼ高濃度持続動注療法も満足のいく閉塞血管の再開通が得られませんでした。

決定的な治療法が見つからず、暗中模索の状態のときに、大きな期待を背負って登場したのが「t-PA静脈注射法（t-PA静注療法）」です。この治療は、t-PAという薬剤

写真1　rt-PA製剤

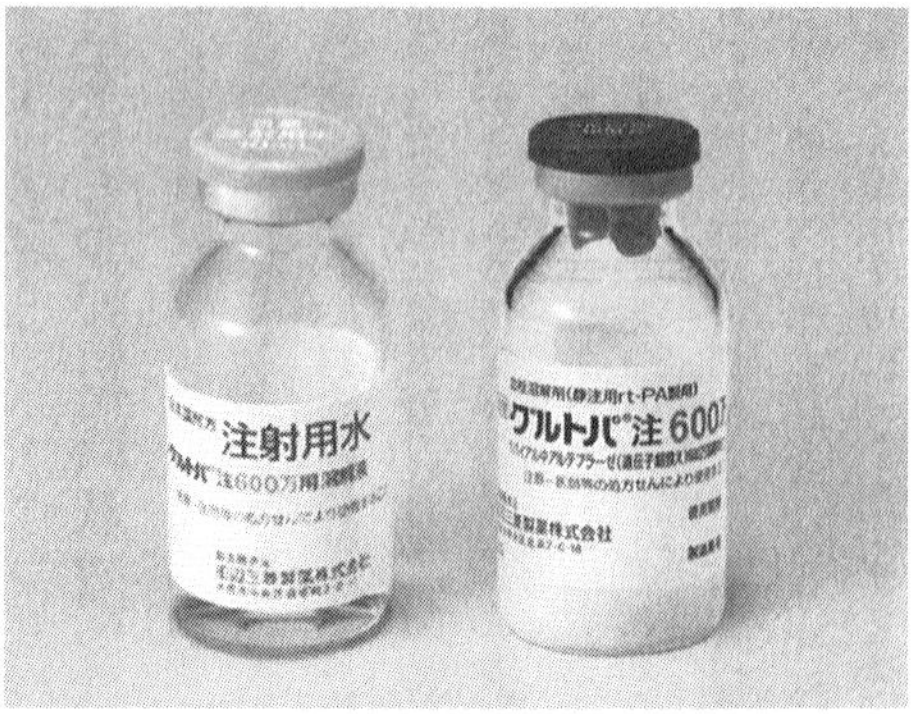

保険認証後、月300例以上の使用があり、いかに現場が患者の命を救うために期待しているかがわかります。

（写真1）を静脈注射することで強力に血栓を溶かし、脳への血流の流れを早期に回復させ、脳を障害から助けるのです。

日本で保険承認されたのは２００５年、アメリカに遅れること約10年でした。この期間を「失われた10年」とも言われていますが、ようやく日本でも急性期脳梗塞に対する積極的治療の第一歩が踏み出されたわけです。

したがって、一般市民への知識の浸透も十分でなく、今後は市民講座などにより、正しい知識の普及が必要と考えています。

t-PAの治療を受けるための条件

施設側の条件

ＣＴあるいはＭＲＩが24時間いつでもとれて、急性期脳卒中に対する十分な経験を持つ脳卒中専門医などを中心とした脳卒中チームがあり、さらにＳＣＵ（脳卒中ケアユニット）あるいはそれに準ずる施設を必要とし、また脳神経外科的処置が迅速に行える体制が要求されています。また、実施担当者は指定の講習を受けないと使用できません。

患者側の条件

すべての人がこの治療を受けられるわけではありません。ｔ－ＰＡ静注療法は発症から４時間半以内でないと使用できません。さらに、使用するには、一番大きな副作用は体の中の出血ですので、患者さん自身にこまごまとした制限が設けられています。例えば過去に脳出血があったり、最近、脳梗塞を患ったり、大きな手術を受けたり、脳出血などの重大な副作用を起こす恐れのある人（高血圧、高血糖、画像上虚血性変化が広い範囲に認められるなど）などには使えません。

こうした施設側、患者側の制約があり、ｔ－ＰＡ静注療法を受ける患者は、急性期脳梗塞治療全体の５％程度にとどまっています。

脳血管内治療

ｔ－ＰＡ静注療法とともに有効性が認められている治療法に「脳血管内治療」がありま

図4　血栓回収用具

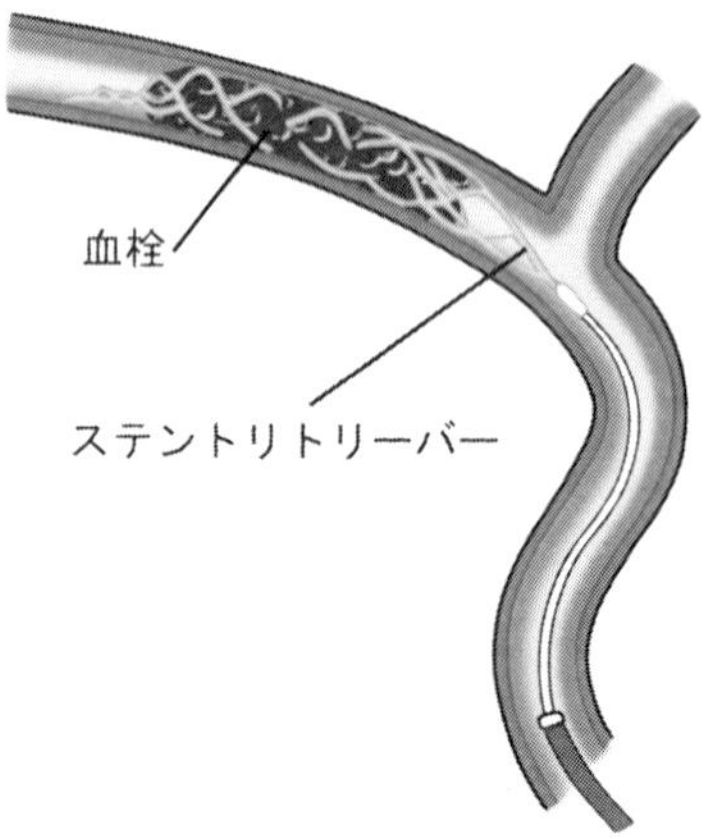

カテーテルによるステントリトリーバーの血栓回収の様子
大きな血栓を、安全に体外に出すことができます。

す。これは、脚の付け根から脳の血管にカテーテルを送り込み、そのカテーテルを通して血栓を体外に取り出す治療（血栓回収術）です。脳血管内治療は、ｔ-ＰＡ静注療法では効果が乏しい太い脳動脈が詰まった脳梗塞に対して行います。

脳血管内治療はステントリトリーバーと呼ばれる血栓回収用具（図４）が開発されたことによって、高い再開通率が得られるようになりました。２０１５年には世界的に脳血管内治療の有効性を示す報告が相次ぎました。さらに、ｔ-ＰＡ静注療法との併用によって後遺症が軽くなるという報告も発表されています。

当院では、脳血管内治療の体制も整えており、搬送された方に合わせて迅速に治療ができるようにしています。

治療の適応範囲

日本の脳卒中診療の指針となるガイドラインでは、t-PA療法は発症後4・5時間以内に行うこと、6時間以内であれば、t-PA療法続いて回収型ステントによる脳血管内治療を行うことが強く勧められています。

アメリカでは、2018年に脳卒中のガイドラインに当たる「AHA／ASA guidellines」が発表されました。それによると、脳血管内治療は発症6～16時間後に行うことが強く勧められ、発症から6～24時間後の症例についても勧めています。

これを踏まえ、日本ではガイドラインとは別に、3学会（日本脳卒中学会、日本脳神経外科学会、日本脳神経血管内治療学会）合同の「経皮経管的脳血栓回収用機器 適正使用指針 第3版」が2018年3月に示されました。それによると、発症から6時間を超えた場合でも一定の基準を満たす場合は、16時間以内での脳血管内治療を強く勧め、24時間以内でも行うように勧めています。

脳血管内治療の適応が広がるなか、この治療を一人でも多くの患者が受けられるようになればと願っています。

第2章

脳梗塞のリハビリテーション

図５　患者さんと家族をサポートする専門職種

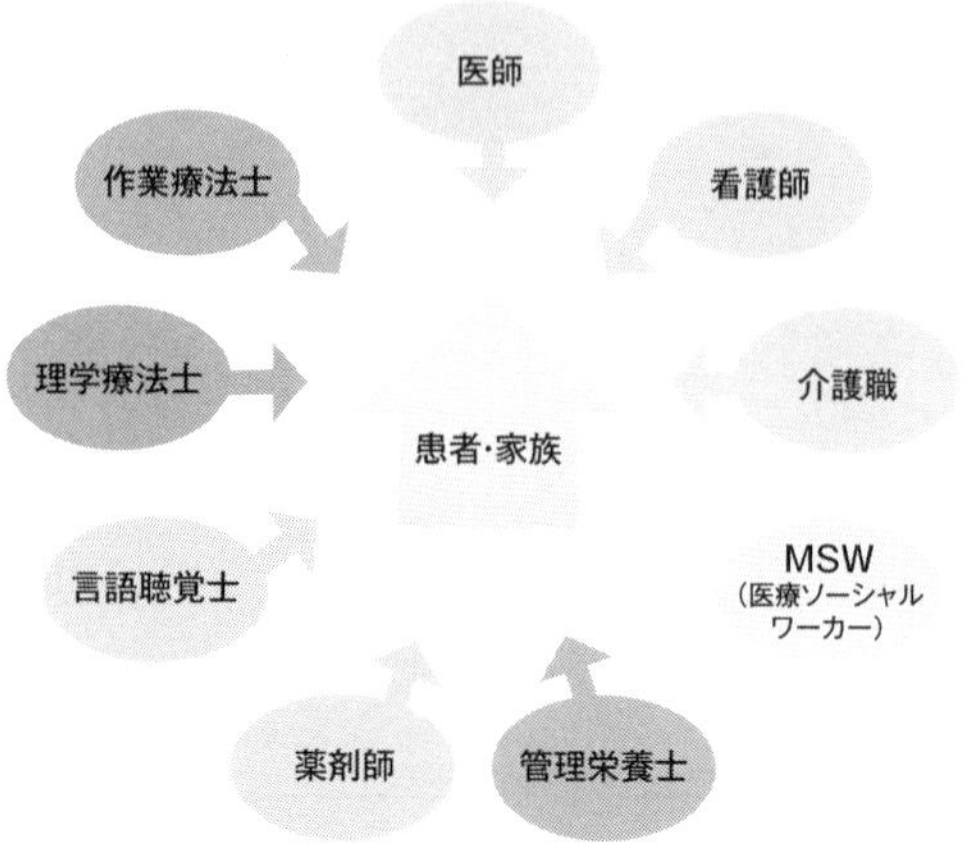

リハビリテーションも治療である

脳梗塞発症後のリハビリテーションは、後遺症をできるだけ最小限にとどめるために、脳梗塞を起こしたほとんどすべての患者さんがうける治療です。脳梗塞の治療において、リハビリテーションは発症後すぐに行う医師の薬や、手術による治療と並んで、非常に重要な役割があります。

最近の医療は、様々な分野の医療スタッフがチームを組んで、各人の専門性を発揮して治療にあたるチーム医療が行われるようになってきました。

リハビリテーションにおいても同じです。

医師、薬剤師、看護師、リハビリ専門職（理学療法士、作業療法士、言語聴覚士）義肢装具士、管理栄養士、臨床心理士、社会福祉士（ソーシャルワーカー）、など、多くのスタッフがチームを組み、医師の指示のもと治療に当たります。その中心には、患者さんと家族がいて、早期退院、生活復帰、社会復帰のために、あらゆる方面からかかわりサポートしています（図5）。

身体機能の回復と時間経過

しかし、リハビリテーションを行っても、完全に元通りに回復するわけではありません。軽症の脳卒中では、概ね元通りに回復することも期待できますが、重症の脳卒中では、リハビリテーションの効果がほとんど得られないことがあります。

脳卒中の機能回復は、発症後3ヶ月で85％が、6ヶ月で95％が回復すると言われています（図6）。一般的に発症

図6　身体機能の回復と時間経過

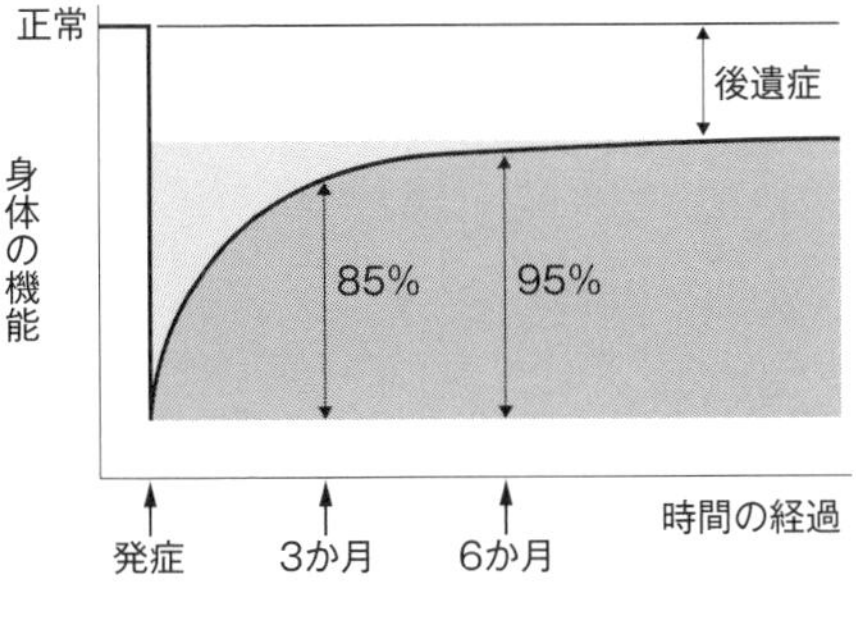

して半年で残っている症状は後遺症であると判断されます。だからこそ、繰り返しになりますが、「リハビリテーションは、できるだけ早く始め、回復の可能性のある時期にできるだけ時間をかけて行うことが重要なわけです。

リハビリテーションチームの主なメンバー

〈理学療法士（PT：Physical Therapist）〉

起きる、座る、立ち上がる、歩くなどの生活するうえで基本となる動きを「基本動作」といいます。この基本動作を回復させたり、向上させたりするために、あるいは動きやすくなるために、筋肉や関節へのマッサージ、平行棒につかまっての歩行練習、関節の可動範囲を広げるために温熱や電気を用いるなど、様々に働きかけるのが理学療法士です。

「理学療法士及び作業療法士法」には「身体に障害のある者に対し、主としてその基本的動作能力の回復を図るため、治療体操その他の運動を行なわせ、及び電気刺激、マッサージ、温熱その他の物理的手段を加えることをいう」と定義されています。

理学療法士は、発症直後から関節をほぐす運動、筋力をつける運動、起き上がる・立つ・歩く練習を、患者さんの身体状況に応じて段階的に行います。下肢装具、杖や車椅子などが必要な方には、適したサイズ、タイプを選択して、移動手段の獲得を目指します。さらに、退院後に向けては、退院前に自宅を訪問して、手すりを設置したり、家具の配置を考えたりと生活環境を整えたり、外出できるように外出練習を行ったりします。

患者さんは、一度「動く」という経験をすると、リハビリテーションへの意欲が変わります。患者さんに「よくなる」というイメージをもたせることも、理学療法士の大切な仕事といえるかもしれません。

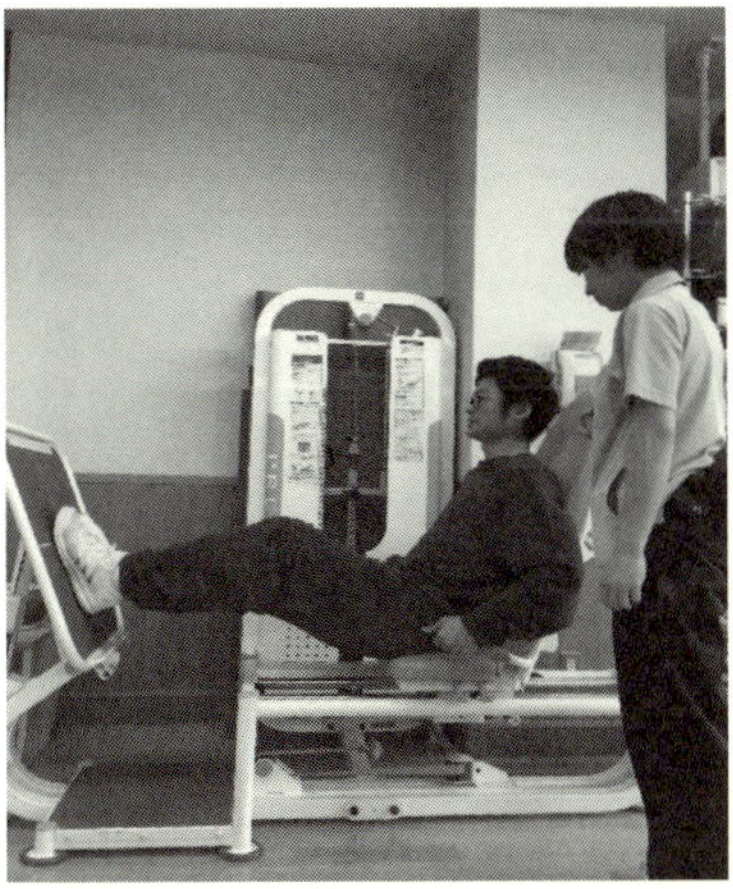
写真2　理学療法士による機械を使用した膝の屈伸運動

実は、発症直後が急性期リハビリテーションの最も効果があらわれるときです。患者さんも家族も大変喜ばれ、そのままずっとよくなると思われて、完全に元通りになるかもしれないと期待されます。でも実際は、41ページのリハビリテーションによる機能回復のカーブ（図6）のように、そのまま右肩上がりで回復するのではなく、しばらくすると回復はゆるやかになっていきます。こうした経過のなかでも、リハビリテーションに前向きに取り組めるように働きかけることは、理学療法士に限らず、リハビリテーションにかかわるスタッフの大事な役割です（写真2）。

〈作業療法士（OT：Occupational Therapist）〉

食事をする、トイレに行く、入浴する、字を書くなど、人が生活する上で必要な動きができるように働きかけるのが作業療法士です。日本作業療法士協会は、作業療法士の仕事を「人々の健康と幸福を促進するために、医療、保健、福祉、教育、職業などの領域で行われる、作業に焦点を当てた治療、指導、援助である．作業とは、対象となる人々にとって目的や価値を持つ生活行為を指す。」と定義しています。

作業療法では、運動や感覚・知覚、認知機能などの「基本的能力」、トイレ、家事など日常活動で必要な「応用的能力」、就労や就学など「社会的能力」の3つの能力の維持、改善をはかり、その人らしい生活の実現を目指します。

脳梗塞を発症すると、手足の麻痺や記憶力、注意力、物事を計画立てて行う力などの低

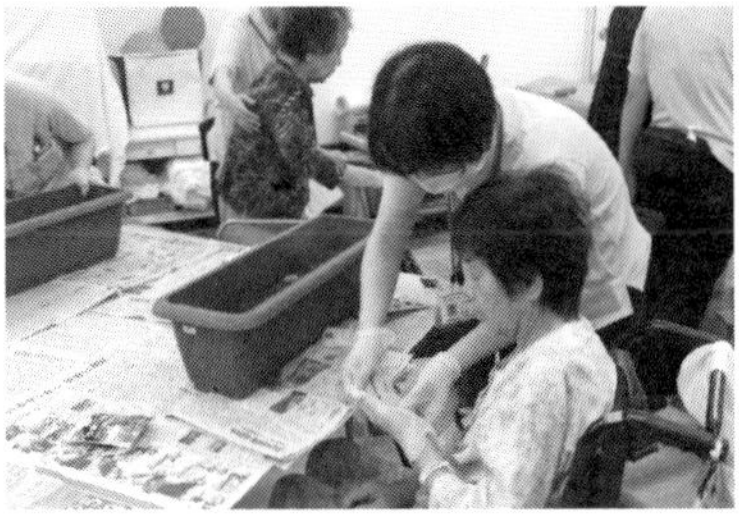
写真３　作業療法士との園芸活動

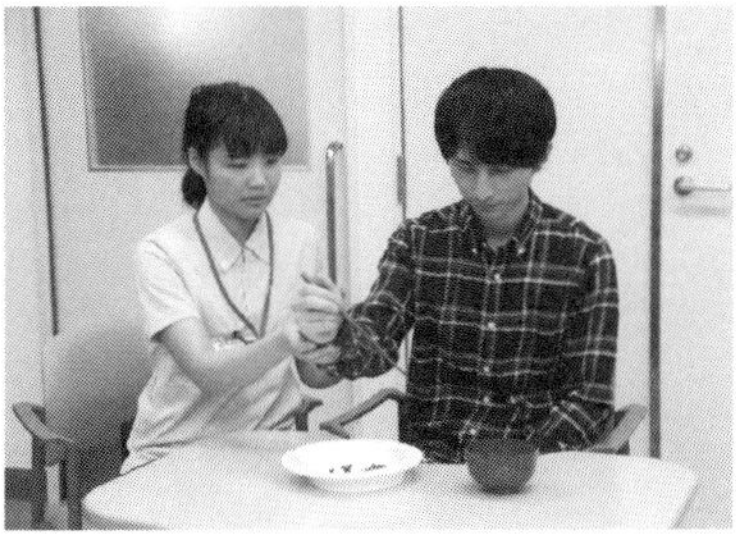
写真４　作業療法士による箸の操作練習

下などが起こります。そのような場合に、例えば、自助具を使っての食べる練習、服を着替えや靴を履く練習、お風呂に入る練習など、日常生活に必要な動作の獲得を目指して関わっていきます。さらに、ご飯を作る練習や就労のためのトレーニングも行います。また、趣味や生きがいを持つことは、心身共の健康、生活の豊かさにつながるので、作業療法の一環として、季節に合わせた花や野菜の園芸や作品づくりにも取り組んでいます（写真３・４）。

〈言語聴覚士（ST：Speech Therapist）〉

言語聴覚士は、ことばによるコミュニケーションに必要な言語、聴覚、発声・発音、認知などの機能に問題がある方に対して訓練や支援を行います。また、摂食・嚥下の問題に

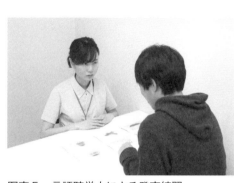

写真５　言語聴覚士による発声練習

も専門的に対応します。言語聴覚士法では、言語聴覚士の仕事を「音声機能、言語機能又は聴覚に障害のある者についてその機能の維持向上を図るため、言語訓練その他の訓練、これに必要な検査及び助言、指導その他の援助を行うこと」としています。

言語聴覚士も理学療法士、作業療法士と並ぶリハビリテーションの専門職の１つですが、他の2資格が１９６５年に国家資格化されたのに対して、１９９７年に国家資格化された新しい資格になります。

言葉が出てこない「失語症」や、計算ができない・文字が読めない「失算・失読症」の患者さんは、脳のどこを、どの程度損傷したかによって、障害の程度や内容はじつにいろいろです。そのため、患者さんに合わせたリハビリテーションの目標を定めて訓練に入ります。例えば、言葉が一切でてこない患者さんには、ジェスチャーや表情などでコミュニケーションを図る練習をしたりします。

軽い失語症の場合は、発症する前とほとんど変わらない程度まで回復することもあります。しかし、完全な回復は難しい障害です。失語症の回復は、手足の麻痺に比較して、もっと長い期間をかけて回復が見られるといわれています。さらに、生活のなかで、人とコミュニケーションすることで向上が見られる障害です。

口腔顔面などの麻痺によってろれつが回らない、声がかすれるなどの構音障害の患者さんには、のどや舌、唇などを鍛えて訓練をしたり、発声の練習を行ったりします。

嚥下障害の方には、食事の形態や食べ方の工夫をし、トレーニングを支援します（写真5）。

〈義肢装具士（PO：Prosthetist and Orthotist）〉

義肢装具士は国家資格で、民間の義肢装具製作事業所に所属して、仕事に従事するのが一般的です。仕事については、義肢装具士法に、「医師の指示の下に、義肢及び装具の装着部位の採型並びに義肢及び装具の製作及び身体への適合を行うこと」と定められています。

装具とは、治療や痛み、損傷、麻痺などの症状の軽減を目的として装着する器具のこと

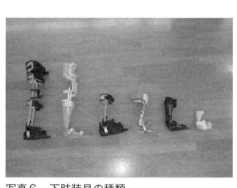

写真６　下肢装具の種類

です。脳梗塞のリハビリテーションでは、上肢の装具は主に手指の屈曲防止などを目的として用い、下肢の装具は、脚に拘縮があったり、ひざに力が入らない場合に、下肢に装具を装着して歩きやすくします。下肢装具には、膝までの「短下肢装具」と膝が曲がりやすい麻痺が重い患者さんなどが用いる「長下肢装具」などがあります（写真６）。

　脚の左右差は一人一人違い、足裏のサイズや幅も形状もそれぞれですから、装具は一人一人の脚を計測してつくります。リハビリテーションの比較的早い段階から装着して歩く練習をして、履き心地を確認し、微妙な調整を行ない、使いやすいようにメンテナンスしていきます。

〈臨床心理士〉（CP：Clinical Psychologist）

臨床心理士は、臨床心理学にもとづく知識や技術を用いて、人間の〝こころ〟の問題にアプローチする〝心の専門家〟（日本臨床心理士資格認定協会HPより）であり、患者さんや家族に対してカウンセリングなどによって心理的サポートをしていきます。

脳梗塞を発症した場合の心のショックは非常に大きく、不安症状やうつ症状がでたりします。それを周囲に話すことができずに自分で抱え込んでしまう場合もあります。一方、家族もまた大きなストレスや不安を抱え込んでしまうことが往々にしてあります。

急性期では、本人や家族の混乱した気持ちを整理するためにサポートを行います。また、治療が進むなかで、不眠や倦怠感が生まれ、情緒が不安定になったり、治療やリハビリテーションに取り組む意欲が低下したりすることもあります。こうしたときに、要因を探りながら、前向きに取り組めるように働きかけていくのも臨床心理士の役割です。

さらに、高次脳機能障害の患者さんには、どのような機能がどの程度損なわれているかなどを確認し、治療に役立つように他のスタッフと検討したりします。

国家資格「公認心理師」が誕生

心理系の資格は、これまで臨床心理士をはじめ、すべて民間資格のみでした。しかし、近年、医療の分野だけでなく、教育現場や職場、自然災害においても心のケアの必要性が高まってきました。そうした背景の中で、初の心理系の国家資格が生まれ、2018年に国家試験が行われました。

厚生労働省のHPには

「公認心理師とは、公認心理師登録簿への登録を受け、公認心理師の名称を用いて、保健医療、福祉、教育その他の分野において、心理学に関する専門的知識及び技術をもって、次に掲げる行為を行うことを業とする者をいいます。

（1）心理に関する支援を要する者の心理状態の観察、その結果の分析

（2）心理に関する支援を要する者に対する、その心理に関する相談及び助言、指導その他の援助

（3）心理に関する支援を要する者の関係者に対する相談及び助言、指導その他の援助

（4）心の健康に関する知識の普及を図るための教育及び情報の提供」

とあります。

これまでの臨床心理士が、新たに誕生した公認心理師になるわけではなく、公認心理師と臨床心理士は今後も共存していきます。今のところ、業務内容についてははっきり区別す

ることは難しいのが現状です。

ただし、医療機関での勤務については、しばらくの間、診療報酬上は公認心理師資格を持たないで心理職として働く者も、公認心理師としてみなすという「みなし規定」が取り決められました。「みなし規定」は「公認心理師が一定程度養成されるまで」の措置のため、今後、医療現場でのカウンセラーは公認心理師の役割になることが考えられます。

専門・認定療法士

脳梗塞のリハビリテーションは、脳が障害を受けることからくる難しさがあります。ダメージの差による障害の度合いの違いに、病歴や生活習慣病の有無、高齢か働き盛りの40代かといった年齢の違い、生活環境などの個人差も加わって、難しさ複雑さの度が増してきます。そのため、他の病気による障害のリハビリテーション以上に、個々の患者さんに合わせたリハビリテーションが求められます。

そこで、患者さんにより最善のリハビリテーションをするため、ニーズにあったリハビリテーションを提供できるように、より高いレベルの知識や技術を身につけたリハビリテーションの専門職も登場しています。

〈認定訪問療法士〉

認定訪問療法士は、2013年6月に創設された日本訪問リハビリテーション協会が認定する資格です。インタビュー法、リスク管理、精神・認知・摂食嚥下・呼吸障害・一次救命処置などの実技、管理運営などの研修会を受けて、訪問リハビリテーションに必要な専門的な知識・技術・接遇・マネジメントなどを身につけたスペシャリストです。

〈回復期セラピストマネジャー〉

質の高いリハビリテーションサービス提供を基本として、リスク管理、多職種との協動、病棟の運営や組織管理などを身につけ、回復期リハビリテーション病棟の質の向上につながることを目的とした資格です。

リハビリテーションの質の向上を目指して

リハビリスタッフの能力開発は、より質の高いリハビリテーションの提供につながります。当院ではリハビリテーションのレベルアップを図るため、独自の資格支援制度を作り、認定訪問療法士や回復期セラピストマネジャーなどを育て、資格をとったスタッフが現場で活躍しています。

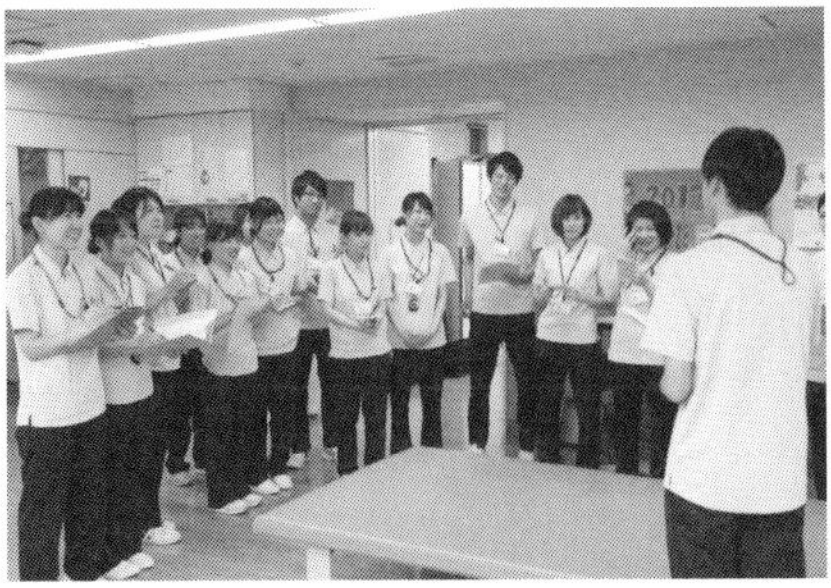

写真7　リハビリテーション部教育の一場面

当院では、学会、院外の研修会、講習会への参加を積極的に奨励し、参加後は、受講したスタッフが講師となって伝達講習を行い、得られた知識や技術をスタッフ全員で共有し、レベルアップを図っています。そのほかにもテーマを決めて症例の検討会などを、週1回のペースで行っています。

また、入職して3〜4年目ぐらいのスタッフには、学会などで日頃の成果を発表することを奨励していて、そのための抄録やスライド作成などには積極的に支援をしています。

教育体制は、新人には先輩療法士がマンツーマンで指導に当たるとともに、チームでの技術指導をOJTでおこないます（写真7）。その後は、経験年数別に講義とワークショップを実施して、新たな気持ちで次年度が迎えられるように、キャリアアップのシステムを整えています。

第3章

リハビリテーションの流れ

シームレスな情報の共有

チームの協業であるリハビリテーションにおいて、チーム力を遺憾なく発揮するためには、相互の情報伝達、意思統一が重要です。患者さんのニーズを全員で共有し、各スタッフが連携して力を出し合うのです。

電子カルテ

シームレスな情報共有のために活躍するのが、当院では2009年から導入している、電子カルテです。電子カルテにアクセスすることで、スタッフは、患者さんがどんなリハビリテーションを行い、そのときの心身の状況はどうであったか、その様態を簡単に知ることができます。

また、医師が週明けに回診する前に、週末に行った患者さんのリハビリテーションの内容を確認してから回診するなど、業務の効率性が上がっています。

カンファレンス

さらに、情報共有のため、定期的にカンファレンスも行っていますが、急性期病棟のスタッフステーションには、医師や看護師が必ずいるので（写真8）、そこにリハビリスタッフが出向いて情報交換することは日常的に行われています。また、週1回の院長回診の時、薬剤師、看護師、管理栄養士などと一緒に、リハビリスタッフが回診につくので、その時にも情報の共有が可能です。

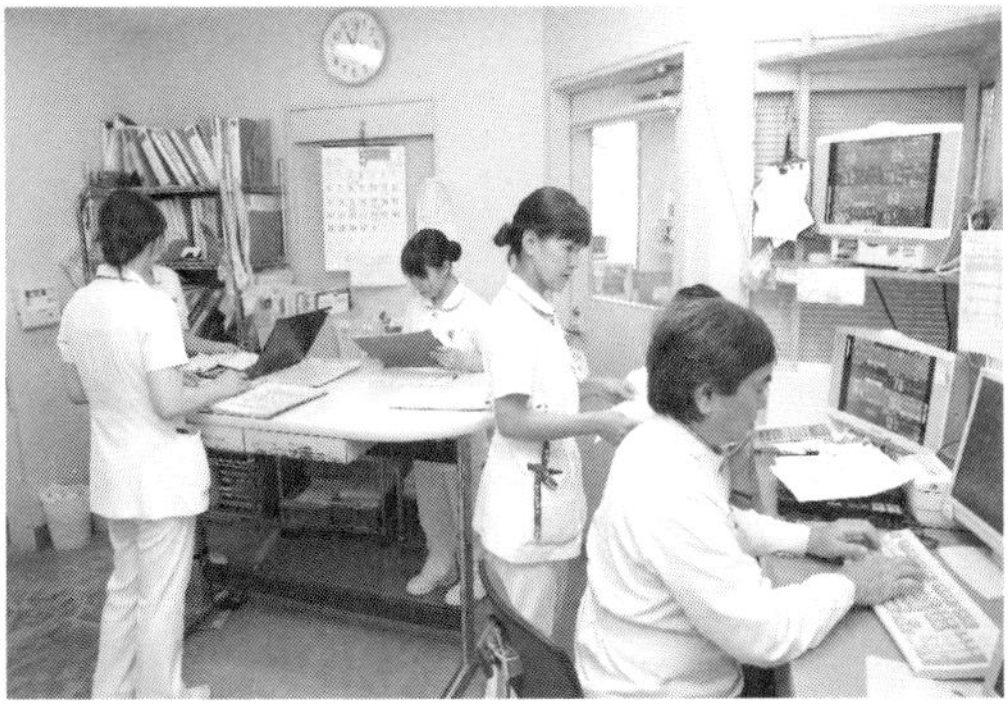
写真8　急性期病棟のスタッフステーション

リハビリテーションは3つのステージに分かれる

リハビリテーションの流れは、急性期、回復期、維持・生活期の3つのステージに分かれます。

急性期は発症後から2週間〜1か月、回復期は発症後から2〜3か月、生活期は回復期以降で、それぞれの時期に応じたリハビリテーションを行います（図7）。

リハビリテーションの原則は、「できるだけ早く、できるだけ多く」です。急性期は、以前は「できるだけ安静に」という考え方がありましたが、今は違います。「できるだけ早く」開始することが望ましいとなりました。

なぜでしょうか。

ベッドで寝て安静にする時間が長くなると、麻痺した手足の関節が固くなったり、麻痺していない手足の筋力が弱まってきます。さらに、床ずれや心肺機能の低下、起立時の血圧低下によるふらつきの原因にもなります。動けないことによっておこるこうした障害を「廃用症候群」といいます。この廃用症候群を防ぐためにも早期のリハビリテーションが重

図７　リハビリテーションの流れと目的

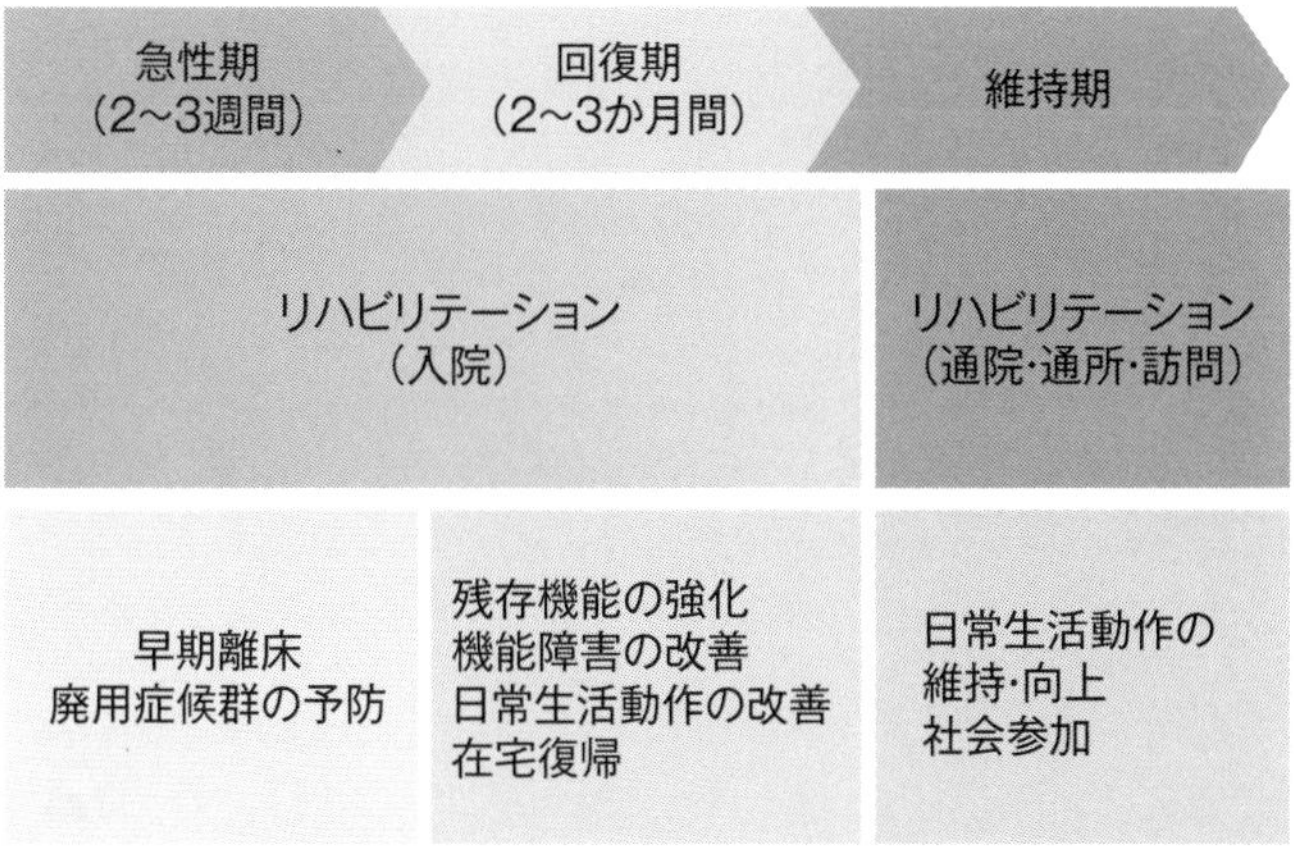

要なのです。

リハビリテーション計画の作成

リハビリテーションの処方は、全身状態を考慮しつつ、廃用症候群の予防のためにも可能な限り早期から開始できるようにしています。

理学療法、作業療法、言語療法の３つをどのように活用するかは、患者さんの神経症状に応じて組み立てていきます。症状の現れ方は個人差があり、計画は一人ひとりに合わせて作成し、症状の改善具合、回復具合によって、随時リハビリテーションの内容は見直していきます。見直しがスムーズにできるのも、口頭での報告にプラスして、電子カルテでい

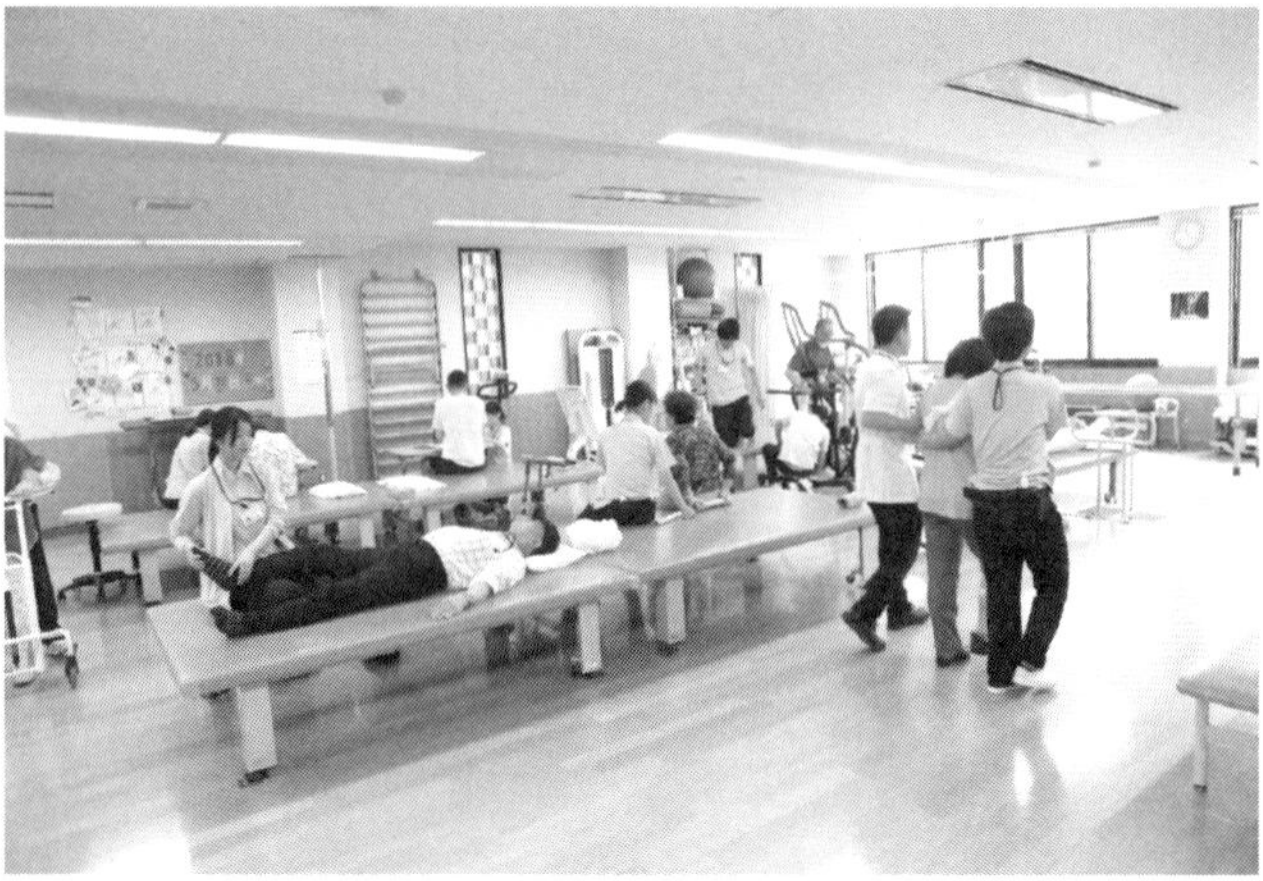

写真9　リハビリテーション室の様子

表4　リハビリテーションの種類

理学療法(PT)	歩行など、基本的な動作を中心とした訓練
作業療法(OT)	手を使った作業など、応用的な動作を訓練
言語聴覚療法(ST)	言語障害(構音障害、失語症)、嚥下機能障害、高次脳機能障害に対する訓練

つでも確認できるからです（表４・写真９）。

当院で見直し時期が決まっているとすれば、急性期の病棟から回復期の病棟に移るときに主治医がかわる、そのタイミングになります。

急性期のリハビリテーション

急性期は、容体が落ち着き次第リハビリテーションを始めることが何より大切です。当院は、可能な場合は、超急性期つまり発症後24時間以内の開始を目指し、それが無理な場合でも、病態がだいたい落ち着く48時間以内、遅くとも二日以内には開始しています。

この時期は、まだベッドから起き上がれないことが多いので、患者さんのベッドサイドにリハビリスタッフが訪室して行います（図８・写真10）。

まず行うのは、麻痺による手足の関節が曲がった状態のまま固まる（拘縮）のを防ぐための、指、手首、足の甲、膝関節、股関節などのストレッチです。そして、ベッドから起き上がる練習です。ベッド上で座れるようになったら、脚を床におろして座る練習をして、この姿勢を保てるようになれば、車いすの乗り移る練習にはいります。

図8　当院の急性期からの流れ

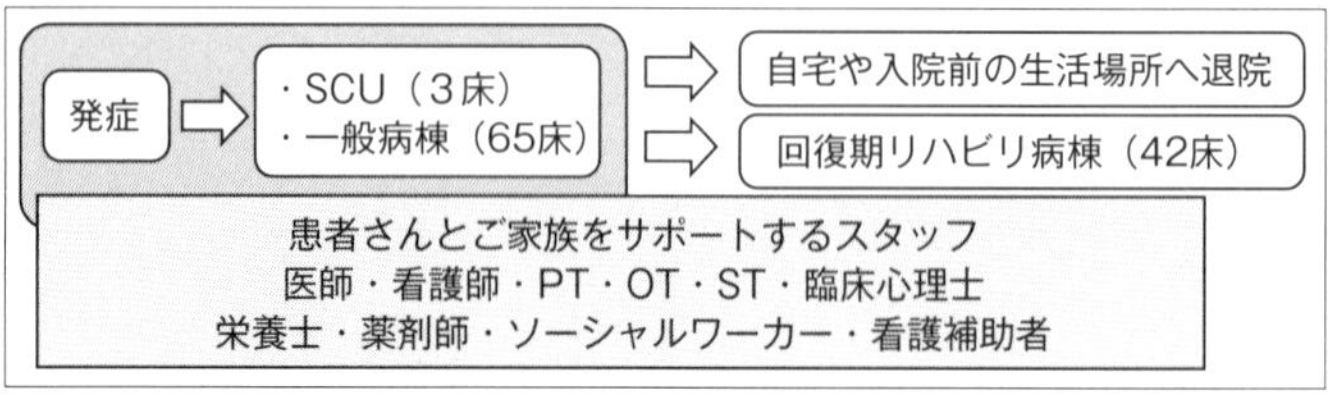

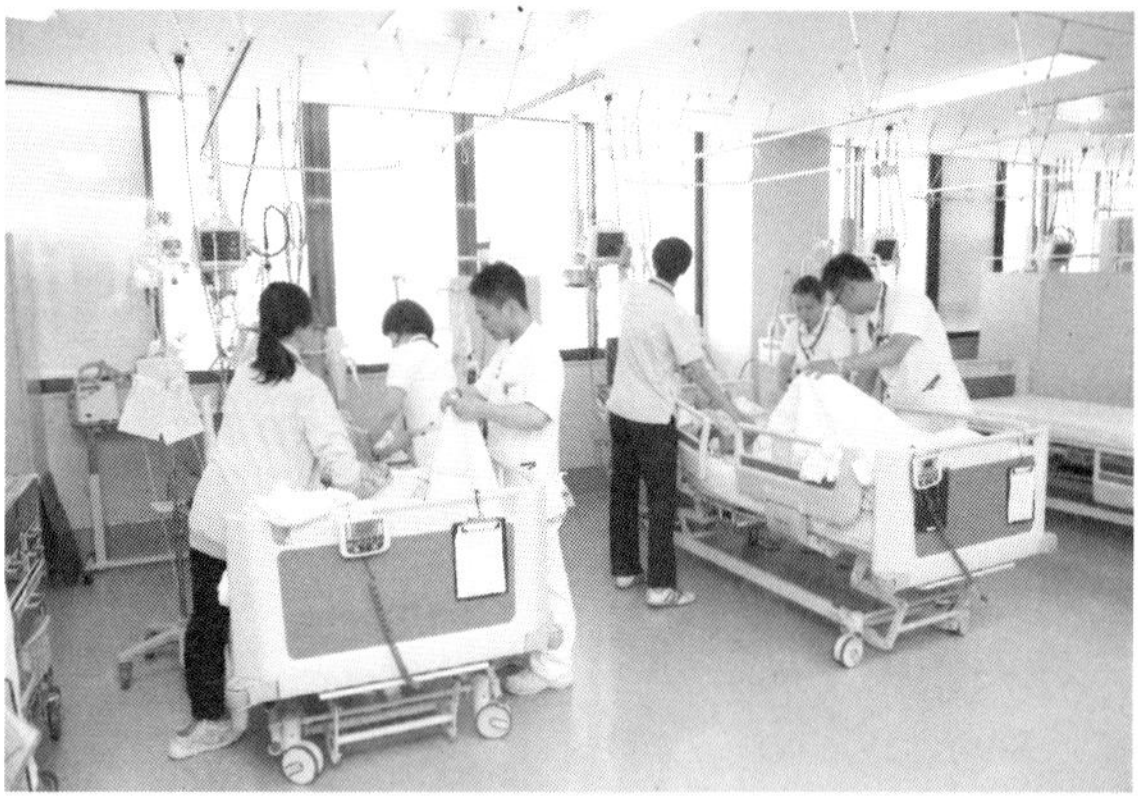

写真10　急性期ベッドサイドリハビリテーションの様子

また、言語機能障害が起きた患者さんには、障害に応じたリハビリテーションをベッドサイドから始めます。水を飲んだり、ゼリーを数口食べてもらって、うまく飲み込めるか、食べられるかを調べて摂食・嚥下障害の評価を行い、障害の程度に応じて、食べ物の大きさや柔らかさを調整します。

できるだけ早いリハビリテーションが重要

当院では、超急性期からの手厚いリハビリテーションの必要性についてさまざまな角度から検証を続けています。その一端を紹介したいと思います。

〈筋肉量の低下をいかに抑えるかが課題〉

ひとつ目は、NSTチーム（栄養サポートチーム）が中心となって、超急性期から回復期リハビリまでの筋肉量などの体を構成する基本成分の変化量に着目した研究です。

当院では、2014年より体組成分析装置（InbodyS10）を導入して、脳卒中で入院している患者さんに対してのリハビリや栄養の評価に活用しています。

この装置の計測値を、入院時の超急性期から回復期の退院時までの全入院期間でみてみると、体重は入院時から退院まで緩やかに平均6・5キログラム減少しました。ところが、筋肉量は、約3キログラム、急性期に減少がはっきりと現れ、回復期にはその状態を維持し、体脂肪は回復期に約3キログラム減りました（表5）。

筋肉量が落ちるということは、それだけ回復へのハンディキャップを負うことになるわけですから、超急性期からの急性期のリハビリテーションがいかに重要であるかが、数値ではっきりと示されたのです。

このことを第21回　日本臨床脳神経外科学会（金沢）で当院から発表したのですが、これまで、筋肉量など体組成の変化に着目した報告はされたことが無かったため、高い関心を寄せられました。

表５　全症例の体組成変化

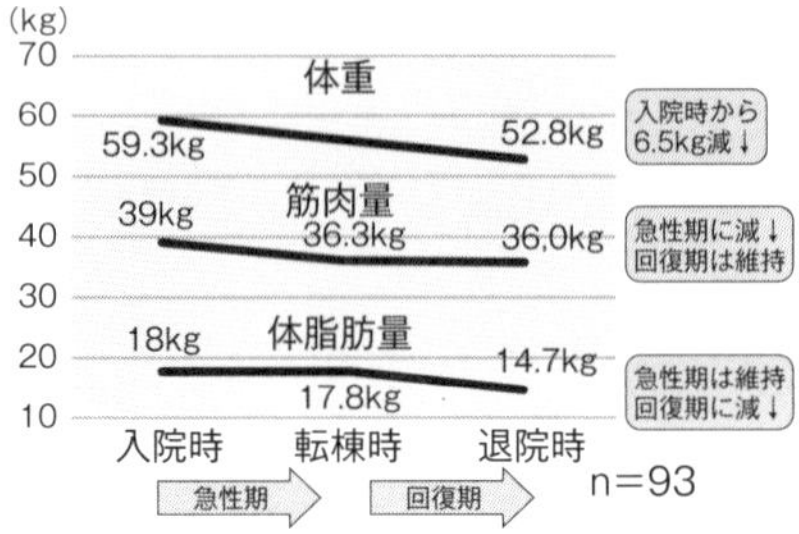

〈胃瘻（いろう）から経口摂取へ〉

次に紹介するのは、急性期の患者さんの栄養管理についての検討です。

脳梗塞の発症後には、手足の麻痺や意識障害とともに、何かしらの嚥下障害が多くみられます。嚥下障害が長引くと、必要な栄養がきちん摂取できないだけでなく誤嚥性肺炎を併発することがあり、治療やリハビリテーションの妨げになることがあります。そこで、1か月以上の嚥下障害には、胃瘻の造設が推奨されています。胃ろうはＰＥＧ（ペグ）とも呼ばれ、内視鏡を使って胃とつながる小さな口（瘻孔）をお腹の表面に造ることです。この口にチューブを通して、必要な栄養やお薬を注入します。胃ろうは喉にチューブがないため、食べることや言葉のリハビリテーションがやりやすくなります。

当院でも、年間30例前後の胃瘻造設を行っていますが、それはあくまで「食べるための胃瘻」で、最終的には口からの食事ができるようになることを目指しています。

これもＮＳＴチームによるものですが、２０１０年4月～２０１４年3月に、脳卒中を発症後に胃瘻を造設して、回復期にリハビリテーション3か月以上継続した38例を対象に研究・検討を行いました。その結果、74％が摂食・嚥下が可能になり、50％が3食経口摂取ができるようになり、栄養状態の指標となる血清アルブミン値も高くなったことことを、第30回日本静脈経腸栄養学会（２０１５大阪）で当院の藤井医師らが発表しました（表6）。このとき、MEDICAL TRIBUNE紙（２０１５年3月）も興味を示し取り上げてくれました。

表6　嚥下状態の変化

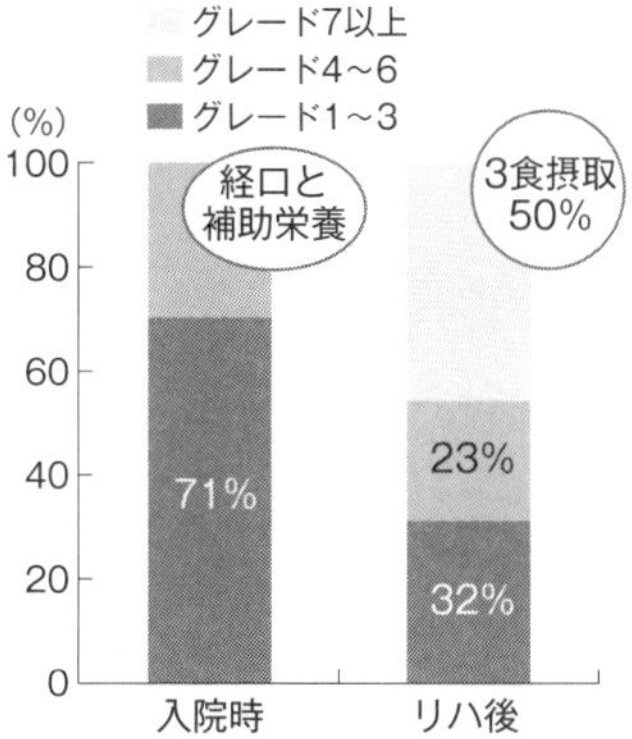

脳卒中発症後の胃瘻造設により、栄養状態が改善し、肺炎の予防効果、日常生活動作（ＡＤＬ）の改善が認められ、また、胃瘻から離脱する症例も多くみられ、食生活の復帰にも貢献することがわかったのです。

しかし、最近は、胃瘻についてはネガティブな報道が多く、その影響によってか、脳卒中発症後に胃瘻造設が必要とされる場面で、胃瘻を拒否する患者さんや家族がいらっしゃいます。そうしたときは、胃瘻の効果と必要性について、改めて説明をしています。

前向きな胃瘻があることを知ってもらうために、偏った報道に左右されない医療に関する正しい知識が普及するようにさらに臨床研究を進めなければと感じています。

〈リハビリテーションの充実度と効果の比較〉

当院でのリハビリテーションの充実度については、２０１０年10月から２０１４年９月までの４年間の「リハビリテーションの時間と効果」について紹介します（Imura T et al Disabil Rehabi 2018)。

これは４年間、１３４２人の患者さんを対象にした研究です。第一期（２０１０年10月～２０１２年９月）と、よりリハビリ体制を充実させた第二期（２０１２年10月～２０１

表７　第一期と第二期のリハビリ体制の比較

	第一期 (n=690)	第二期 (n=652)	
1日当たりのリハビリ実施時間	105.04±32.84	131.37±26.09＊	P<0.0001
発症からリハビリ開始までの日数	1.17±2.28	0.92±1.17	P<0.945
入院からリハビリ開始までの日数	1.11±2.28	0.81±1.17	P<0.289
入院24時間以内にリハビリを開始した患者数	540（78.3%）	569（87.3%）＊	P<0.0001

＊P<0.01
平均値±標準偏差
人数（割合）

Imura T., et al.disabil Rehabi, 2018

4年9月）に分けることができます。第二期のほうが第一期よりも、1日のリハビリ時間が約30分多く、発症または入院から24時間以内にリハビリを開始するまでの患者さんが多くなりました。ちなみに、第一期においても患者さんの80％近くが、第二期においては90％近い患者さんが、入院24時間以内にリハビリを始めています。しかし、実はこの差が患者さんのＡＤＬの回復に貢献していたのです。その結果、リハビリ効果は第二期のほうが高く、入院日数も短くなりました（表7）。

さらに、各部位ごとの退院時までの麻痺の回復度をｍＲＳでみてみると、移動能力や下肢の麻痺については、第二期のほうが明らかに優位であることがわかりました（図9）。

ｍＲＳとは、モディファイド・ランキン・スケ

図９　第一期と第二期とのモディファイド・ランキン・スケイルの比較

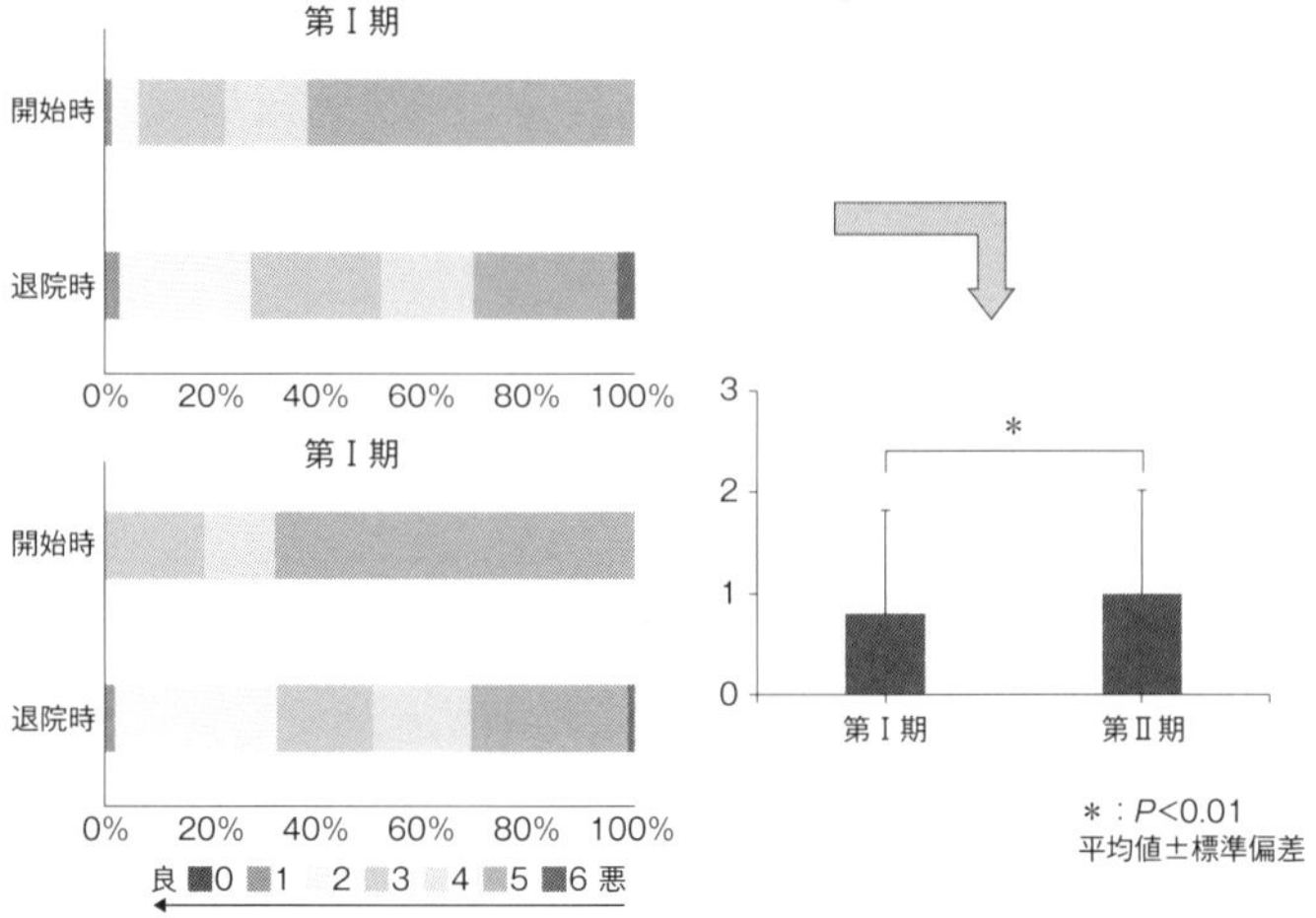

イルといわれ脳卒中後の患者さんに対する予後評価法で機能的自立度を示す指標です。全く症状のない方から、重度の障害を持ちベッドに臥床し持続的に看護と監視が必要な人までの六段階に分かれております。

毎日のリハビリテーションが効果的

リハビリテーション体制の充実は、患者さんの機能回復とＡＤＬ（日常生活動作）能力の早期の回復につながります。

例えば、日曜日と祝日にはリハビリを行わない病院に金曜日に緊急入院したとしましょう。たまたま月曜日が祝日だと、まるまる二日間はリハビリができず、重症の場合は、寝たきり状態のままで過ごすことになってしまいます。これでは、回復に向けてかなり大きなハンディをもってしまうことになります。

こうした患者さんにとってのデメリットを避けるため、当院では、1年３６５日リハビリを行う体制を整えています。ですから、どんな日に入院されても、ラクナ梗塞など軽症の患者さんは、当日から歩く練習を始めることができるのです。

リハビリの実施時間については、保険診療では1日最大9単位、1単位20分で計１８０分までと定められています。

当院では、第1期でも平均6単位、第2期で平均7単位、現在はそれ以上、急性期でも限りなく7単位、回復期はほぼ9単位のリハビリを実施しています。

これだけ早くに多くの患者さんのリハビリに関わるためには、それを可能とする体制、マンパワーの充実が欠かせません。

リハビリテーション室が１６０㎡以上ある医療機関の場合、厚生労働省は、専任の医師2名以上、専従常勤の理学療法士５名以上、専従常勤の作業療法士３名以上、言語聴覚療法を行う場合は専従常勤の言語聴覚士１名以上と、最低人数を定めています。

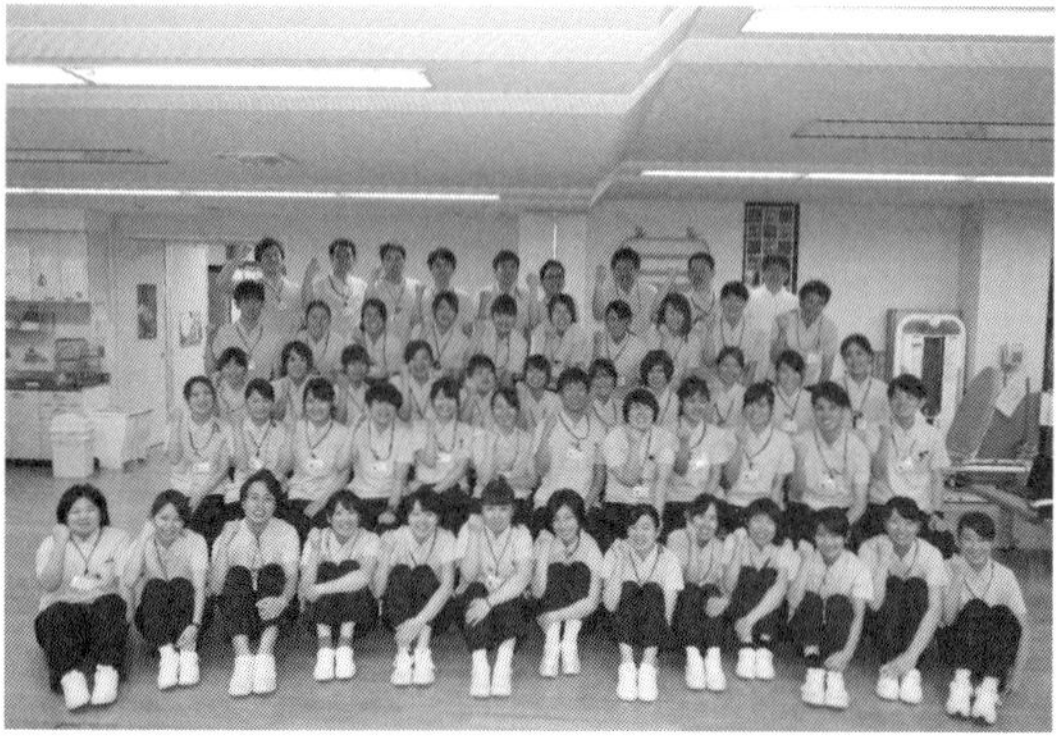

写真11　リハビリテーション部の集合写真

当院もこの施設基準に含まれますが、最低限の人数のスタッフをそろえたところで、到底、十分なリハビリテーションは実施できません。２０１９年４月１日現在、病床数１１０床に対して理学療法士47名、作業療法士30名、言語聴覚士18名がリハビリテーションに携わり（写真11）、１年３６５日、一日最大の１８０分に近いリハビリテーションを可能にしています。

回復期のリハビリテーション

回復期のリハビリテーションは、点滴や手術での急性期治療が終わり、より積極的なリハビリテーションを必要とする患者さんを対象として行います。まず、早い段階から患者さんがどれだけ回復するか（機能予後）を予測して、その目標に向かってリハビリテーションの計画を進めるようにしています。

リハビリテーションの場は、病棟、リハビリテーション室だけでなく、退院後の生活スタイルや生活場所を考えて、公共交通機関を利用した外出練習、1泊2日の外泊練習、車の乗り降りの練習など幅広く行っています。

また、退院後の在宅生活の環境を整えるため、自宅を訪問して、早い段階から間取りや段差などの自宅環境を確認します。自宅を訪問する際には、退院後に担当となるケアマネジャーや住宅改修業者なども参加することもあります。

退院後に一緒に生活されるご家族の方には、患者さんの心身の状態を知っていただくためにリハビリテーションを見学してもらったり、介助の練習を行ってもらったりして、楽

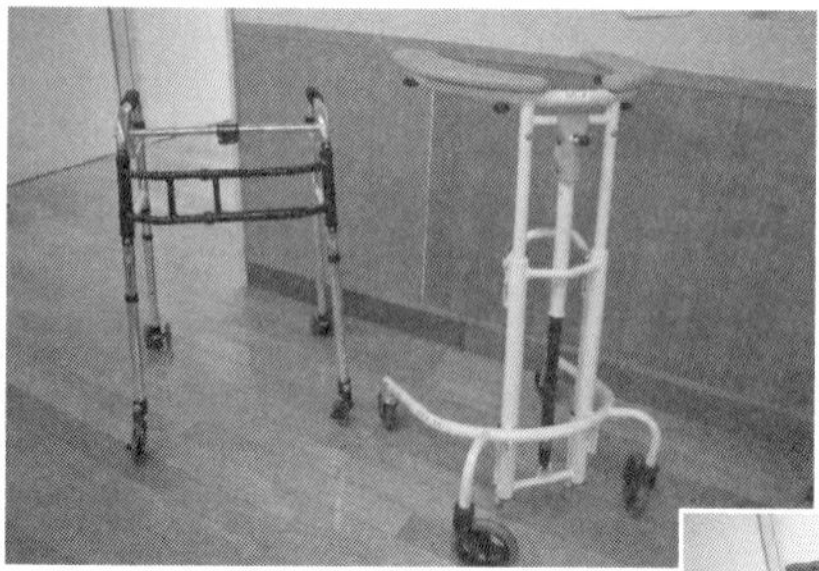

←写真12
肘で支える馬蹄型歩行器と4点で支える固定型歩行器

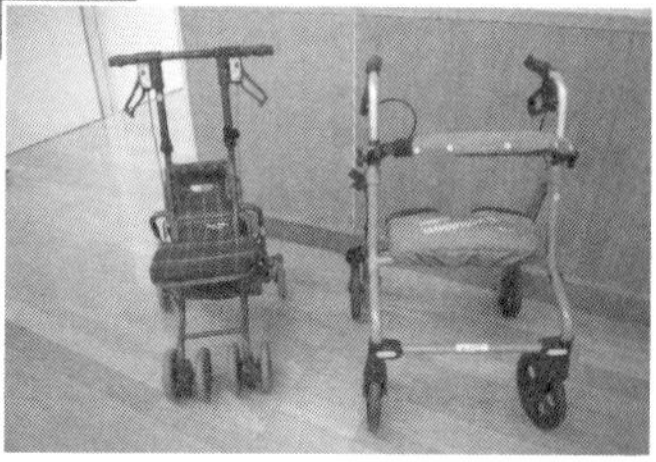

写真13→
ブレーキ付きの歩行車

しく暮らせるようなかかわり方を習得できるようにサポートします。

では、具体的にどんなリハビリテーションをするのか、写真を中心に紹介してみましょう。

脚・足のリハビリテーション

座る、立つから練習をはじめ、立つことができるようになれば歩く練習をします。患者さんの麻痺や身体状況に応じて、歩行器や杖などの歩行補助具や下肢装具を使います。

歩行器

歩行器を使うと体重を支える面積が広がり、姿勢が安定するようになります。歩行器の種

写真14　杖の種類

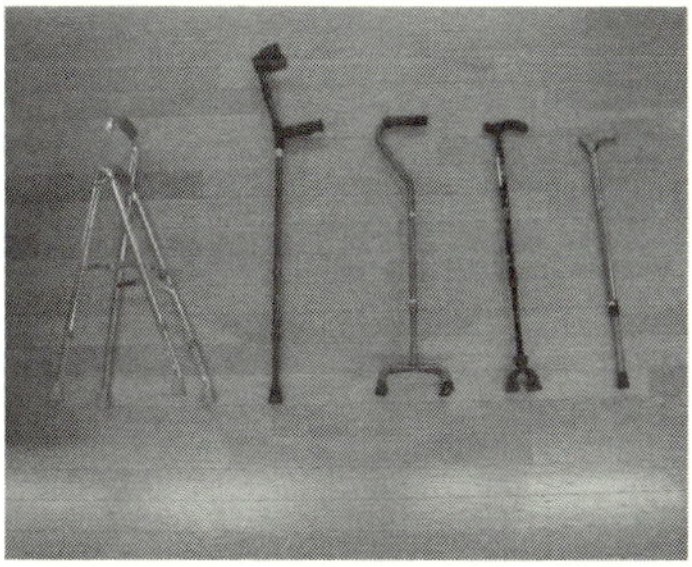

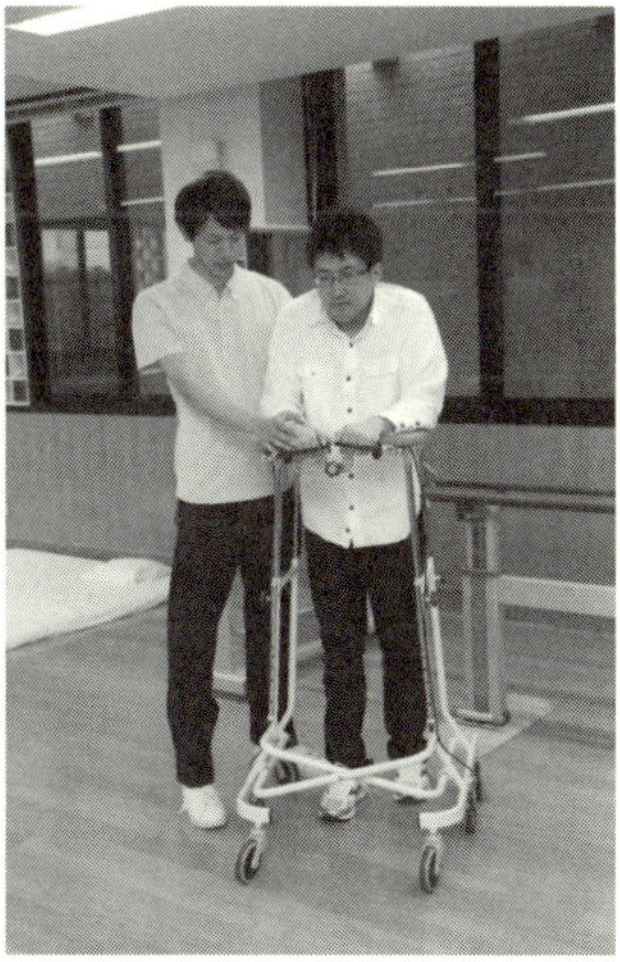

写真15
歩行器を用いた歩行練習の様子

類は身体の状態や使う場所によって使い分けます（写真12・13）。

杖

サイドケインは安定性が高く、4点杖もT字杖より安定性がありますが、接地面が広いので、でこぼこしたところでは使いづらかったり、安定しないことがあります。身体の状態や用途に合わせて選択するようにします。

リハビリテーションは患者さんの麻痺や身体状況に応じて、歩行器、4点杖、T字杖と段階的に進めていきます（写真14）。

下肢装具

下肢装具を装着する目的には、治療の一つ

下肢装具

写真16　短下肢装具

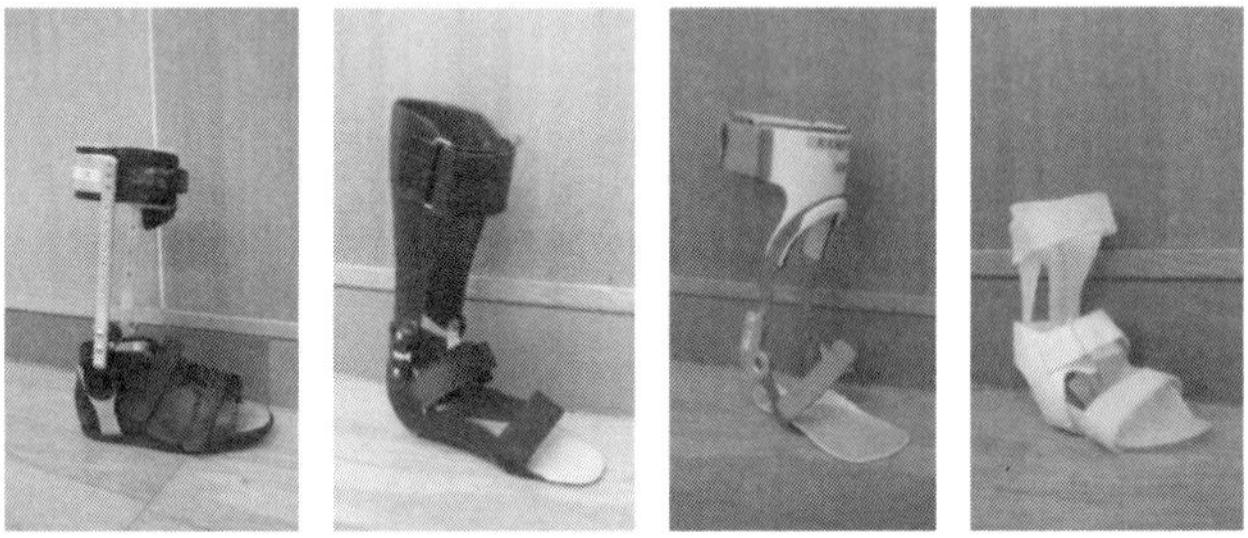

下腿より足底に及ぶ構造をもち、
足関節の動きを制御する。

の手段、変形の予防・矯正など失われた機能の補助などがあげられます（写真16・17）。

・短下肢装具

下脚から足底までに装着して、足関節の動きを制御します（写真16）。

下肢装具

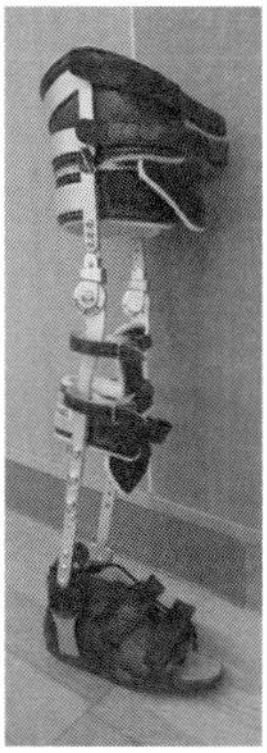
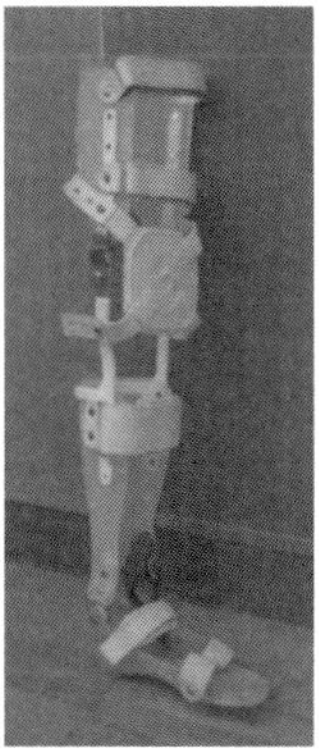

写真17　長下肢装具

大腿より足底に及ぶ
構造をもち、
膝関節と足関節の動きを
制御する

・長下肢装具

大腿から足底まで支えて膝関節と足関節の動きを制御します。身体の麻痺が重く、歩くときに体を支えられない場合に、長下肢装具を使用し、麻痺のある足をサポートしながら練習を行います（写真18）。

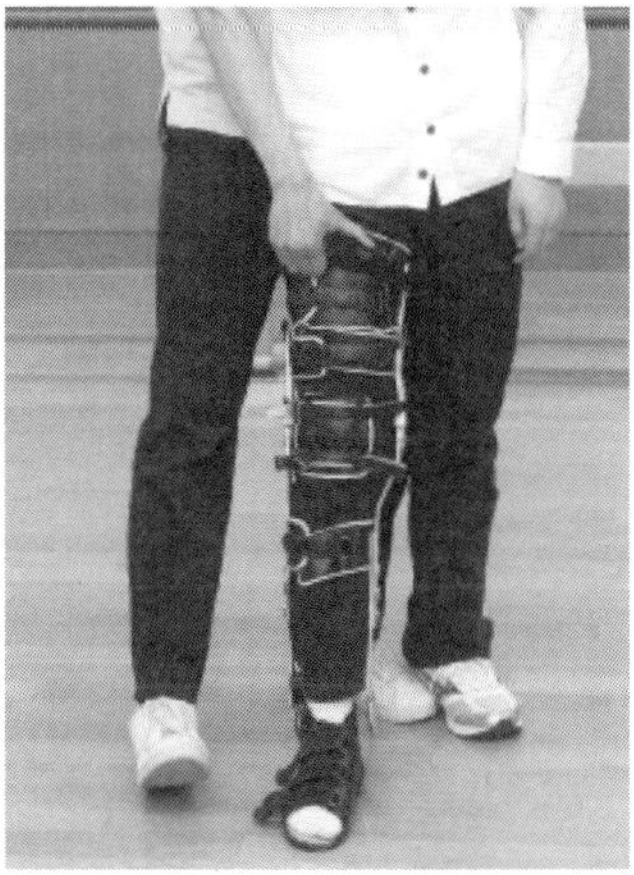

写真18
装具を用いた歩行練習の様子。

手・腕のリハビリテーション

手や腕の機能を最大限回復させるために、さまざまな治療機器や道具を活用しながら、繰り返し運動を行います。

脳梗塞を発症すると、以前は無意識できた動作も難しくなるため、集中して根気よく繰り返す必要があります。専用の道具のほかにも、療法士が患者さんの状態に合わせて、身近な材料に工夫を加えて作った独自の道具を使うこともあります。

また、患者さん本人の希望や発症前の趣味、手の動きなどを考慮しながら、ちぎり絵や塗り絵などもリハビリテーションに取り入れています（写真19・20・21・22）。

右手に麻痺がある患者さんの練習場面

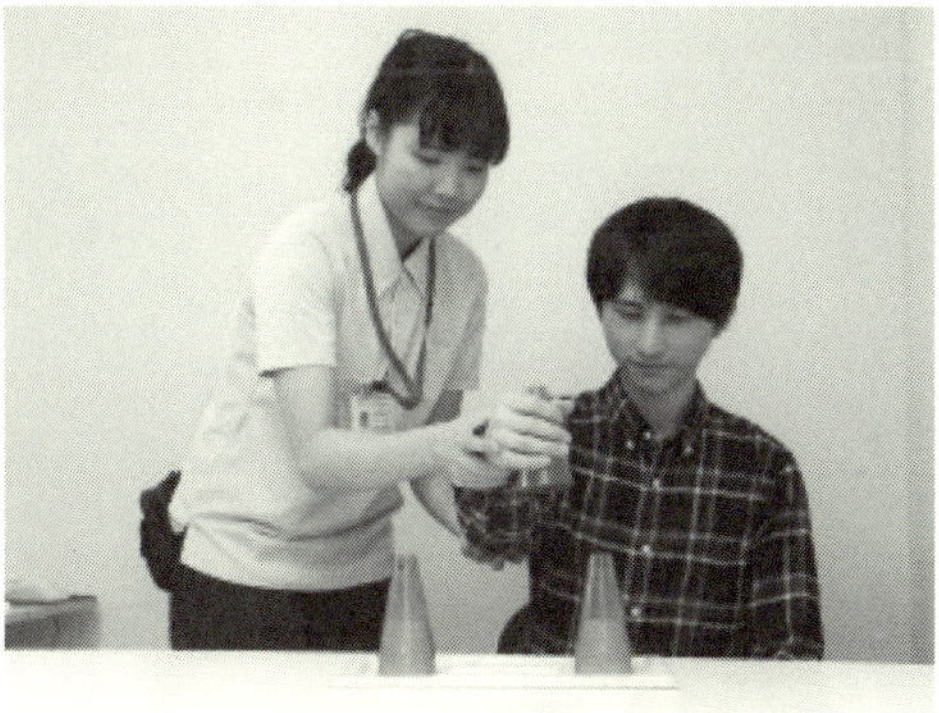

写真19　アクリルコーンを用いた把持練習

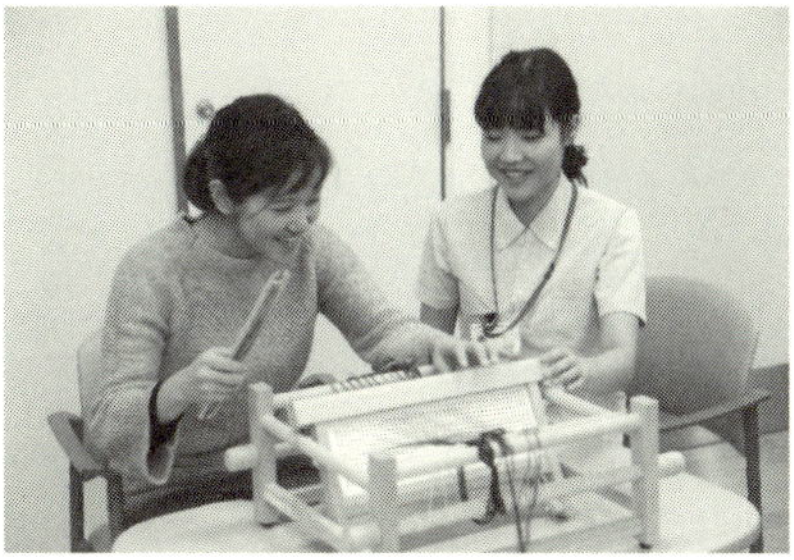

写真20　作業療法での織物作業場面

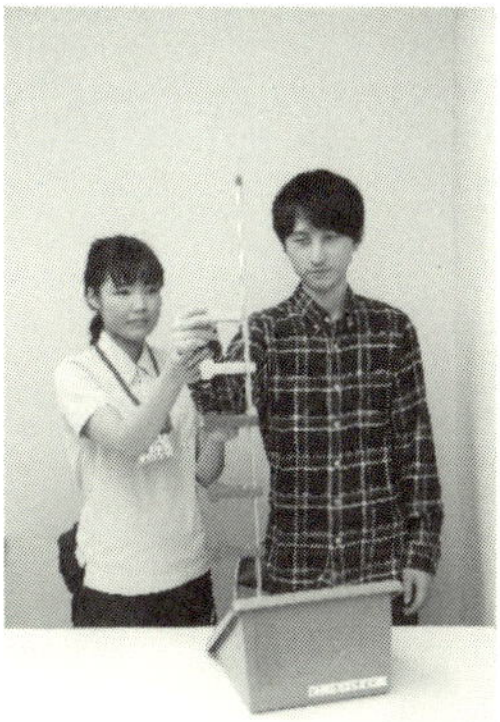

写真21　つまみ動作練習

ミラーセラピー

麻痺した手を隠して、麻痺のない側の手を鏡に映し、麻痺した手が動いているかのように脳に錯覚を起こさせることで、脳に刺激を与えます（写真23）。

手・腕のリハビリテーション

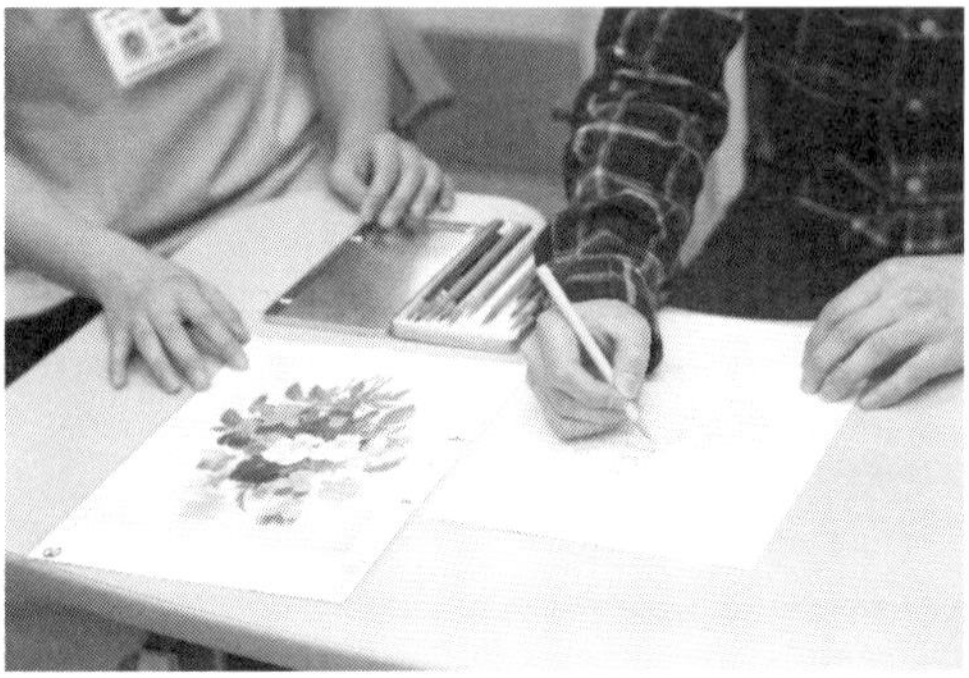

写真22　作業療法での塗り絵場面

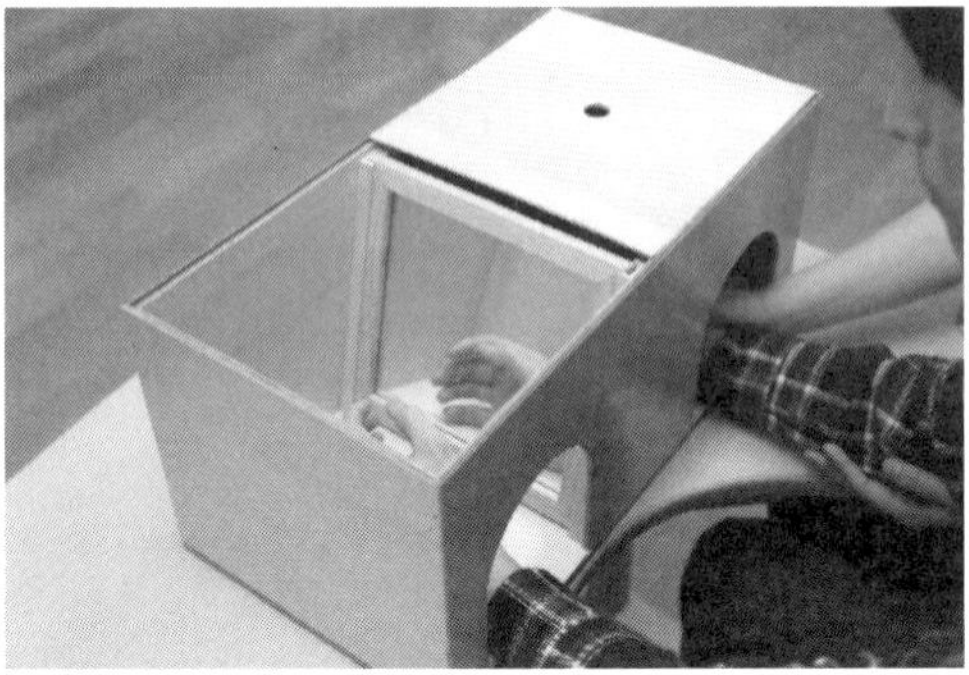

写真23　ミラーセラピーの様子

言葉・飲み込みのリハビリテーション

話す・聞く・読む・書くにどんな障害があるかに応じて、リハビリテーションをしていきます。集中できるように、個室で静かな環境で行ったり、病棟で看護師を交えて言葉の

言葉を思い出す練習

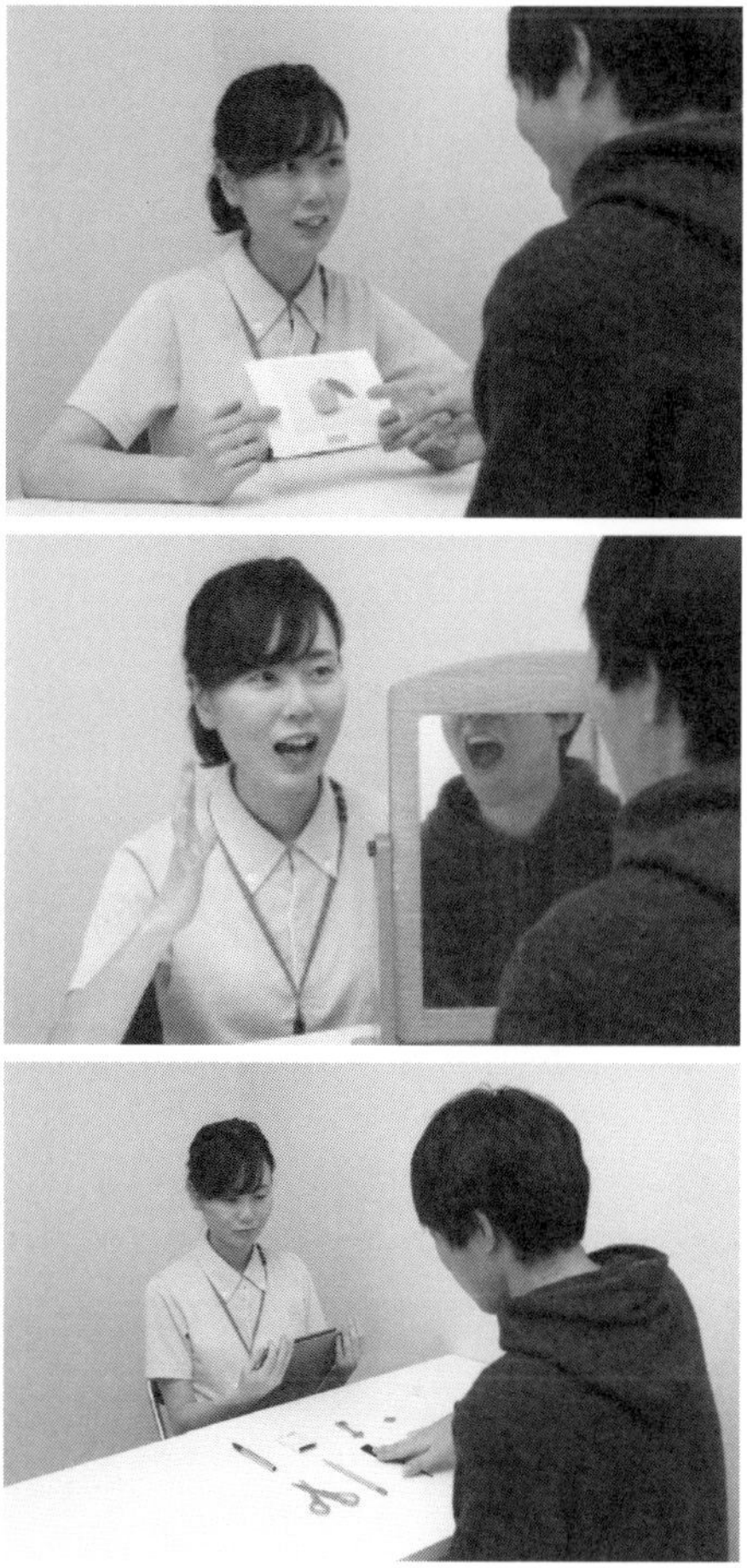

写真24・25・26　言葉のリハビリテーション

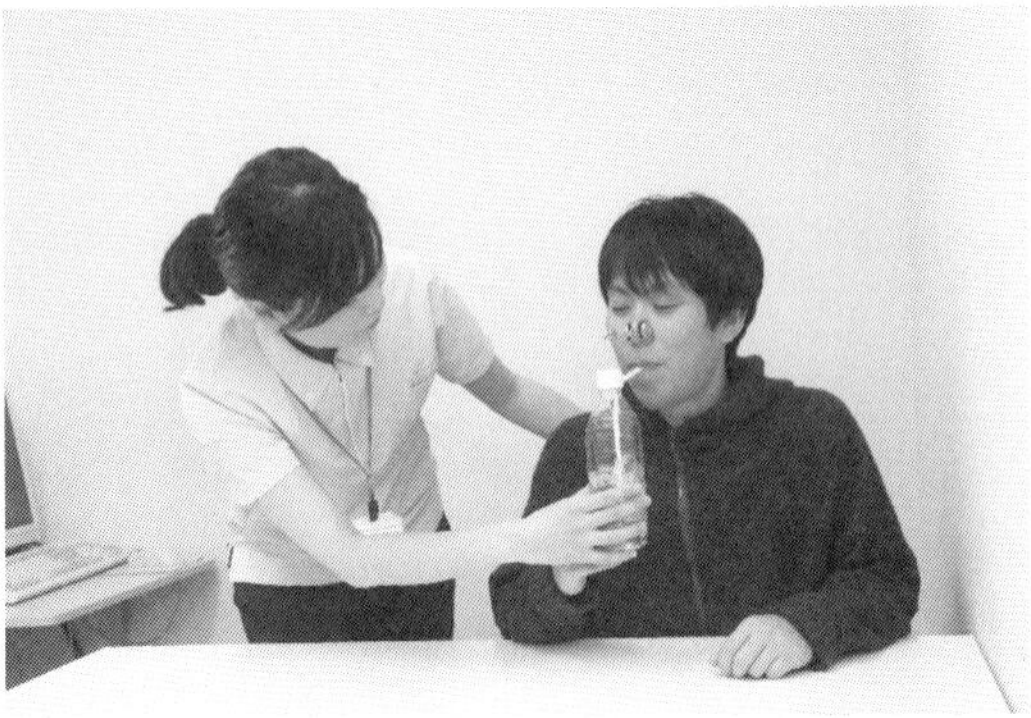

写真27　口から息を吹く練習

練習をしたりします（写真24・25・26）。

飲み込みについては、食べる姿勢や障害に応じて食べ物の形態や柔らかさを考え、うまく飲みこめるように訓練します（写真27・28）。

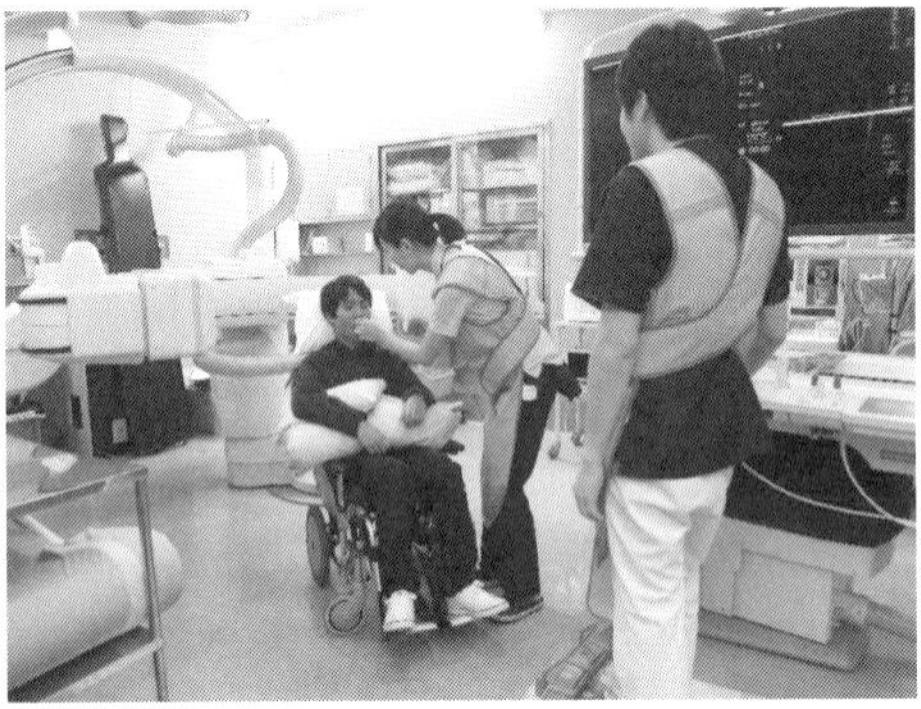

写真28　嚥下造影検査の様子

生活のためのリハビリテーション

退院後の実際の生活の想定したて、食事作りなどの家事や入浴などの日常動作がスムーズにできるようにリハビリテーションを行います。併せて、日常動作をできるだけ楽に自分でできるように、自助具を紹介したり、使い方を練習したりします（写真29～40）。

ご飯を作る練習

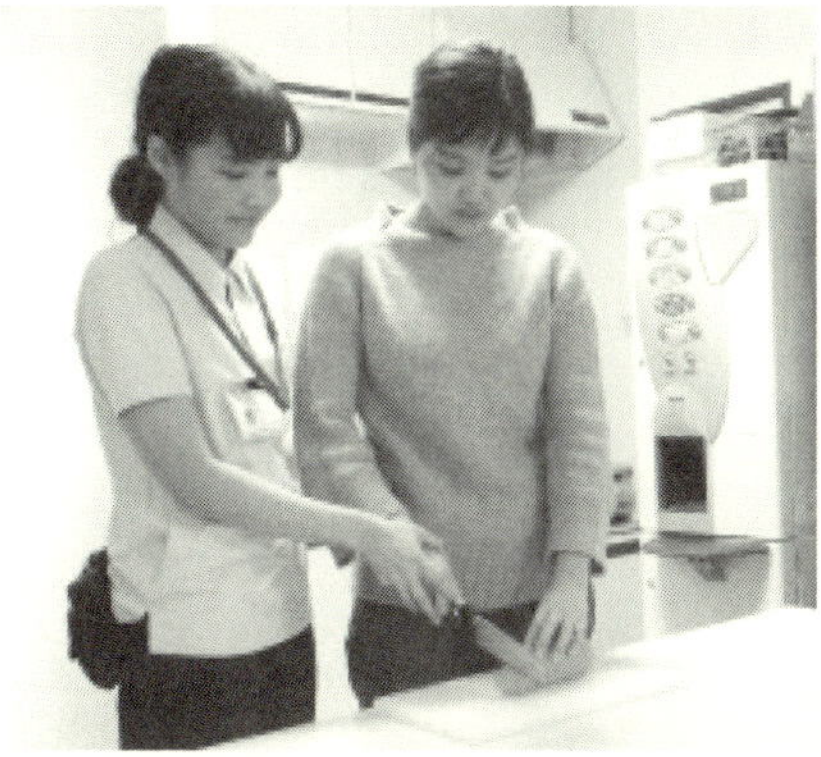

写真29　包丁を用いた練習

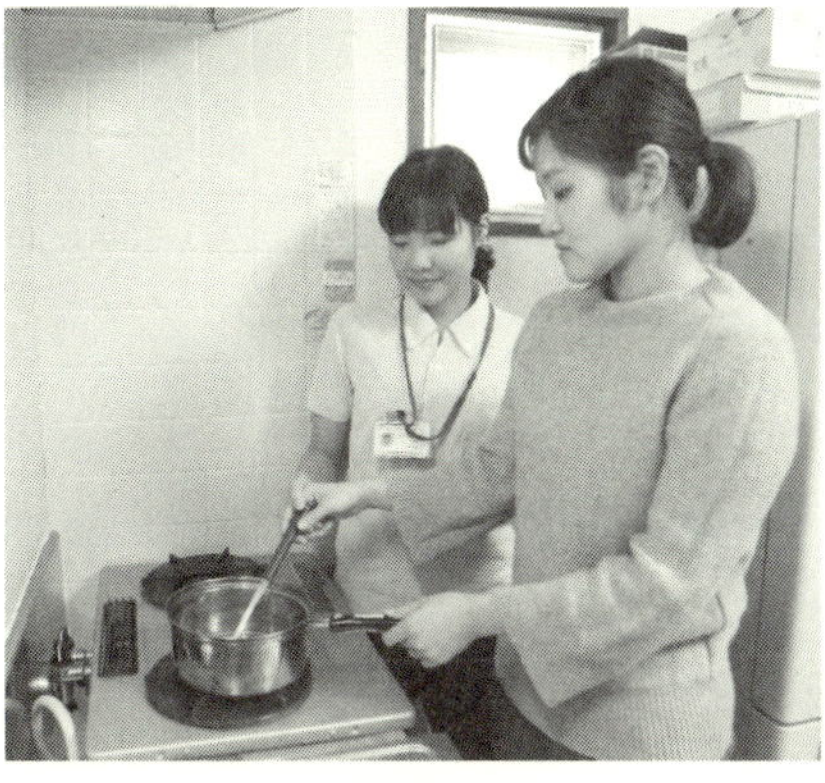

写真30　火を扱う練習

入浴の練習

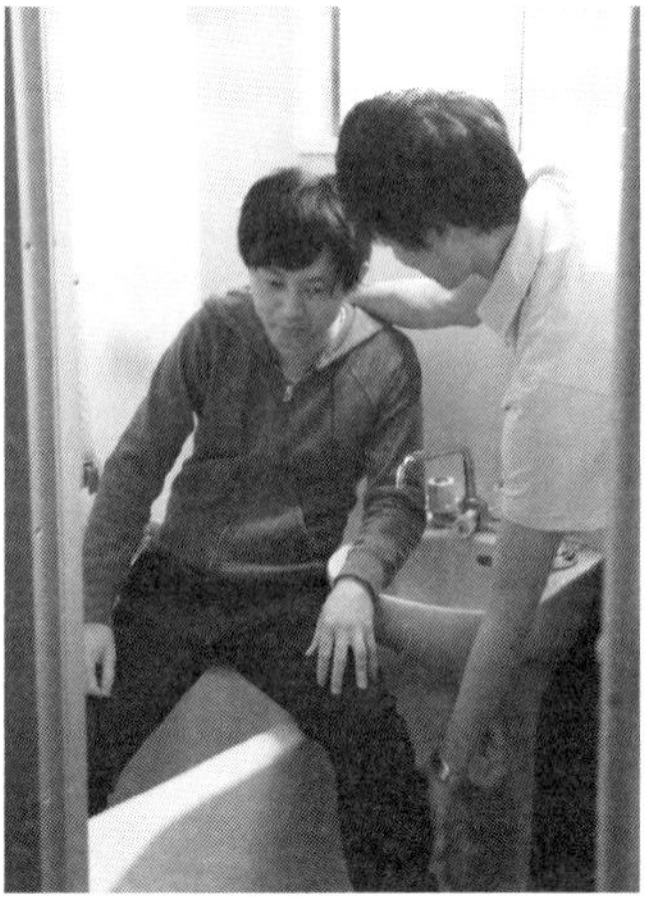

写真31➡
入浴の練習

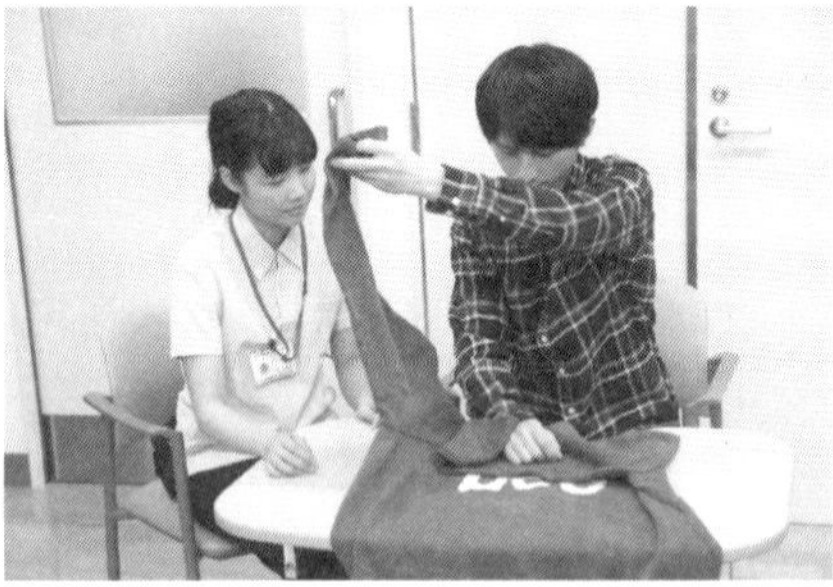

写真32
服を畳む練習

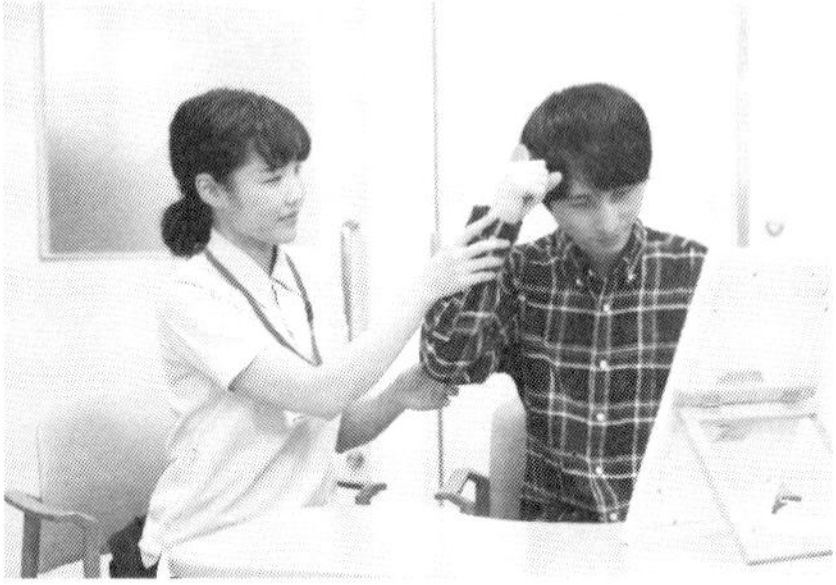

写真33
髪をとく練習

食事に使う道具

写真34　スプーン、フォーク

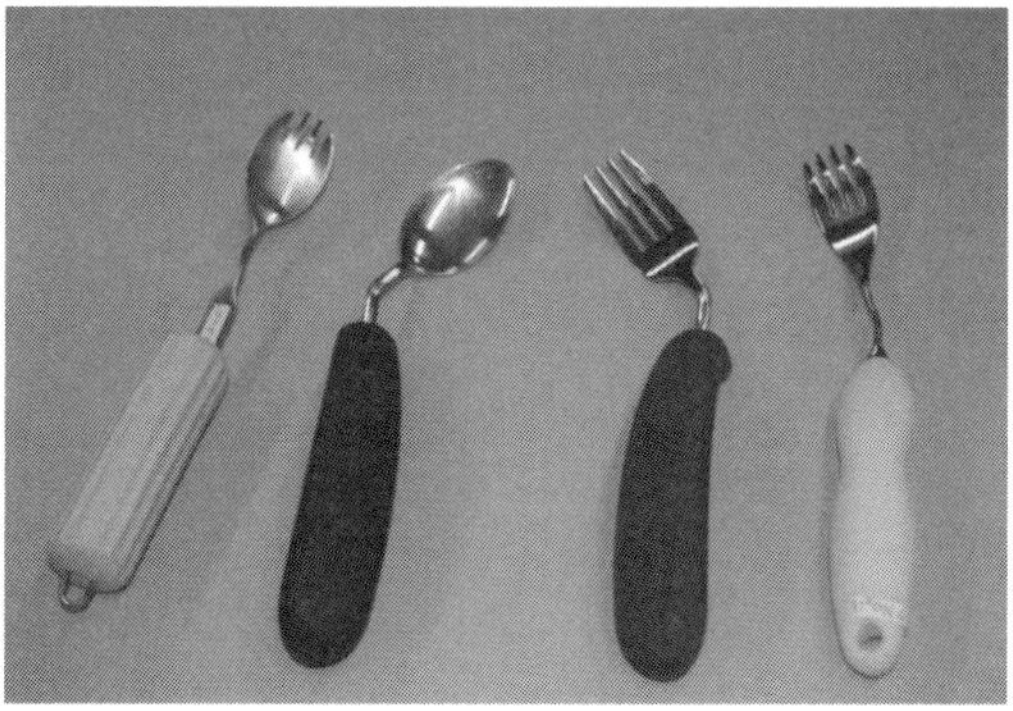

柄が太くなっているため、握力が弱い方でも持ちやすく設計されています。先端部分も角度を変えられるため口元に運びやすくなっています。

写真35　箸

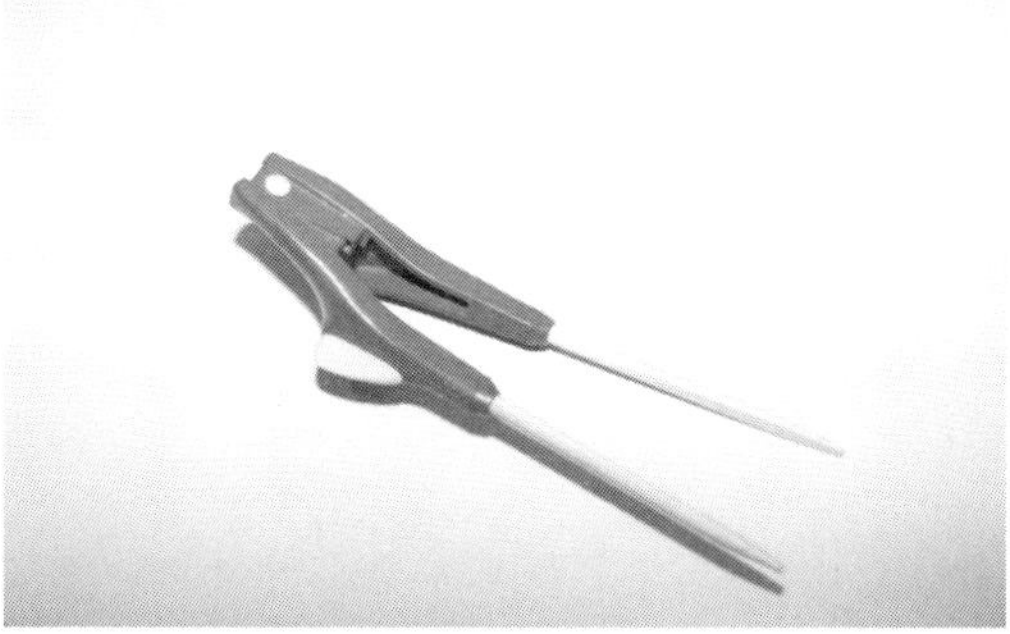

手の形にフィットしやすい設計となっています。
ピンセットを使う時と同じ指の動きで使え、小さな力でつまむことができます。

食事に使う道具

写真36　皿

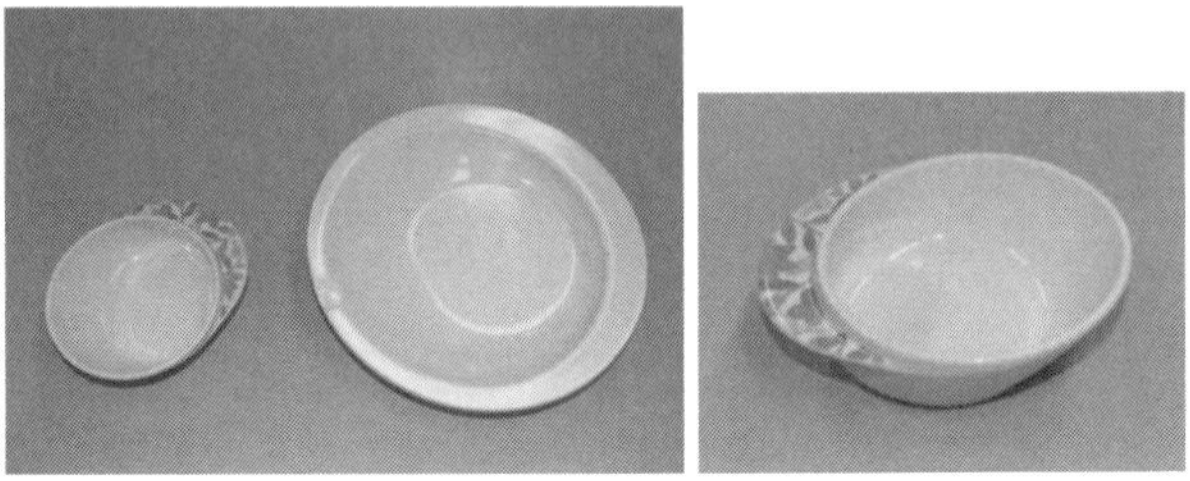

お皿の片側が高くなっているので、片手だけでもスプーンで楽にすくえます。
底にゴムが付いているので、食器が滑らず安定します。

お風呂で使う道具

写真37　タオル、ブラシ

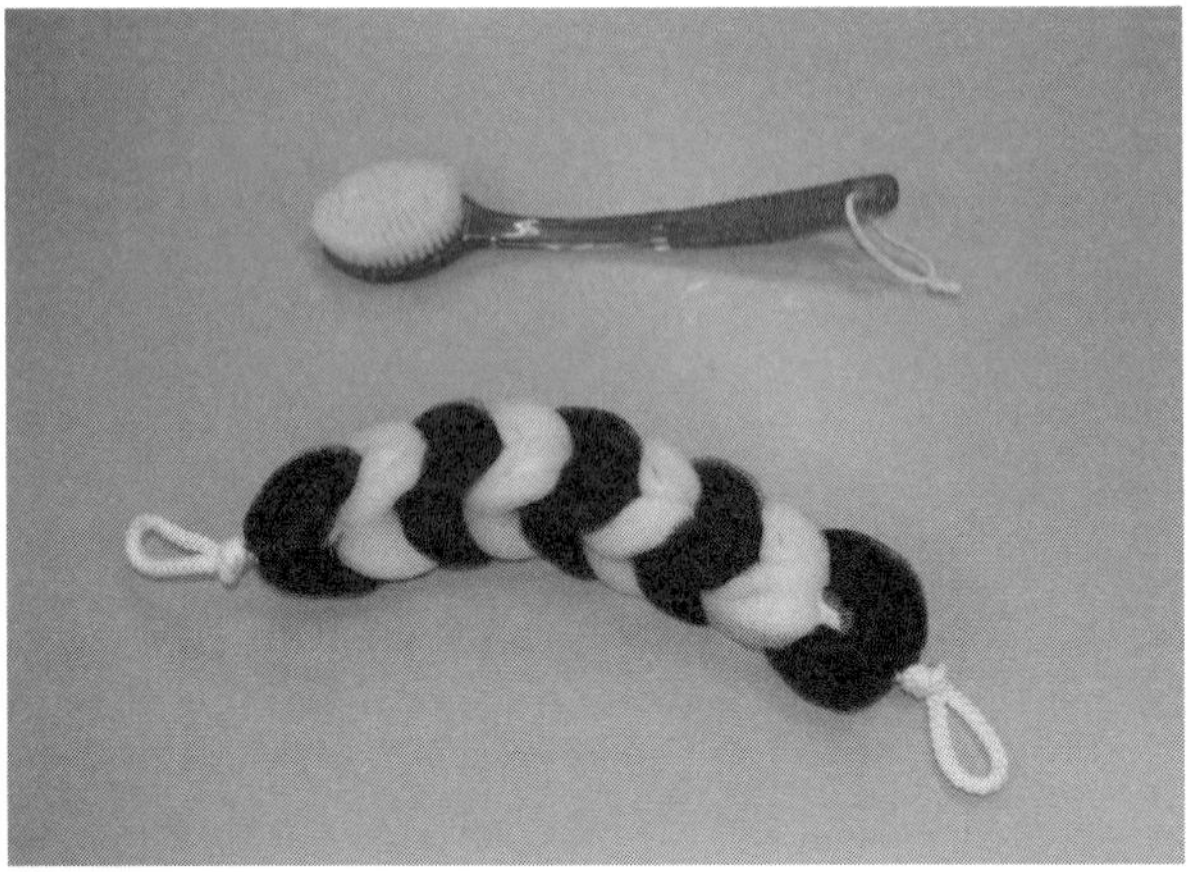

整容で使う道具

写真38　片手用爪切り

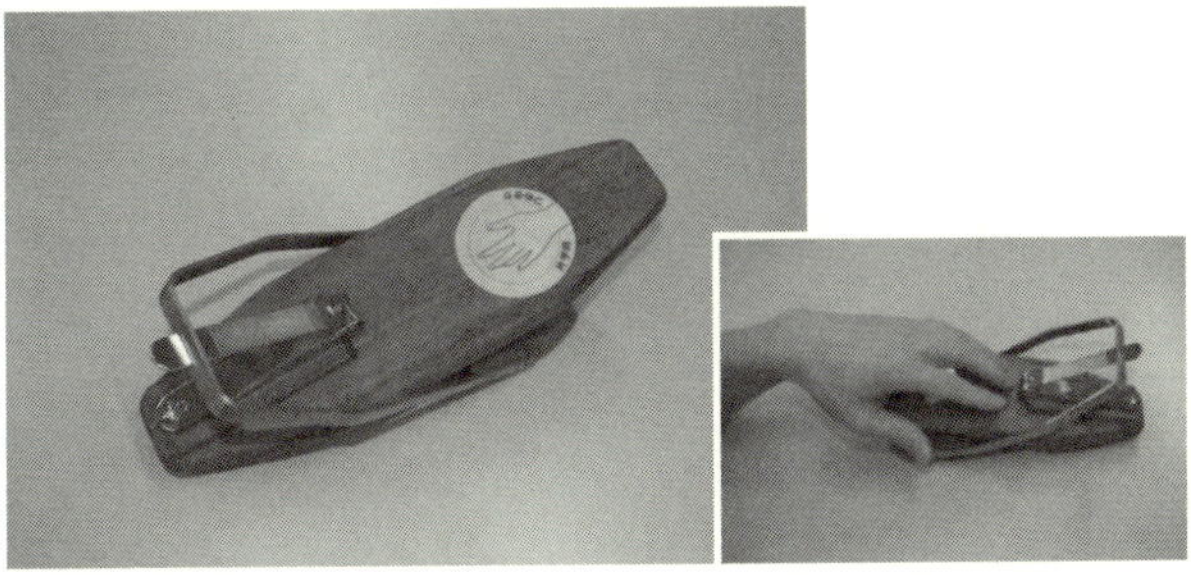

どちらか一方の爪切りを操作するのが難しい方でも片手で爪を切ることができます。

更衣で使う道具

写真39　片手用爪切り

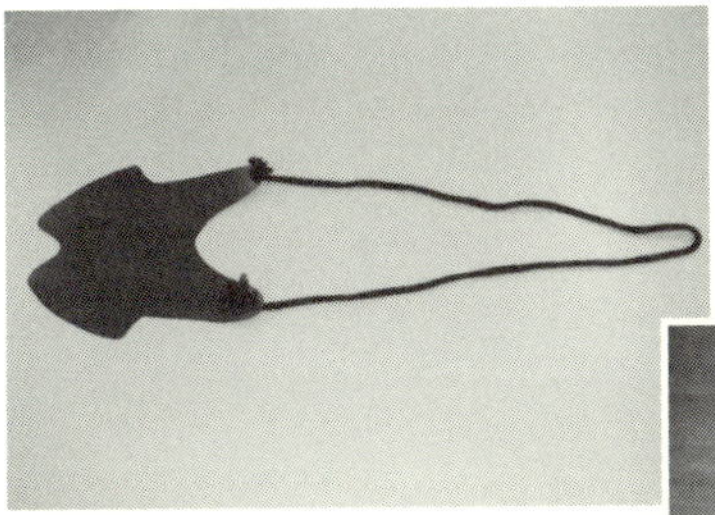

腰や足が曲がりにくく、足に手が届かない方でも、靴下を履くことができます

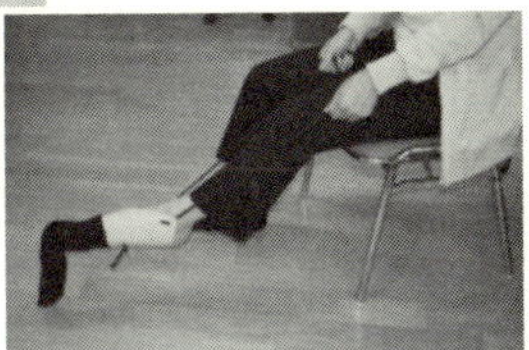

意思伝達のスイッチ

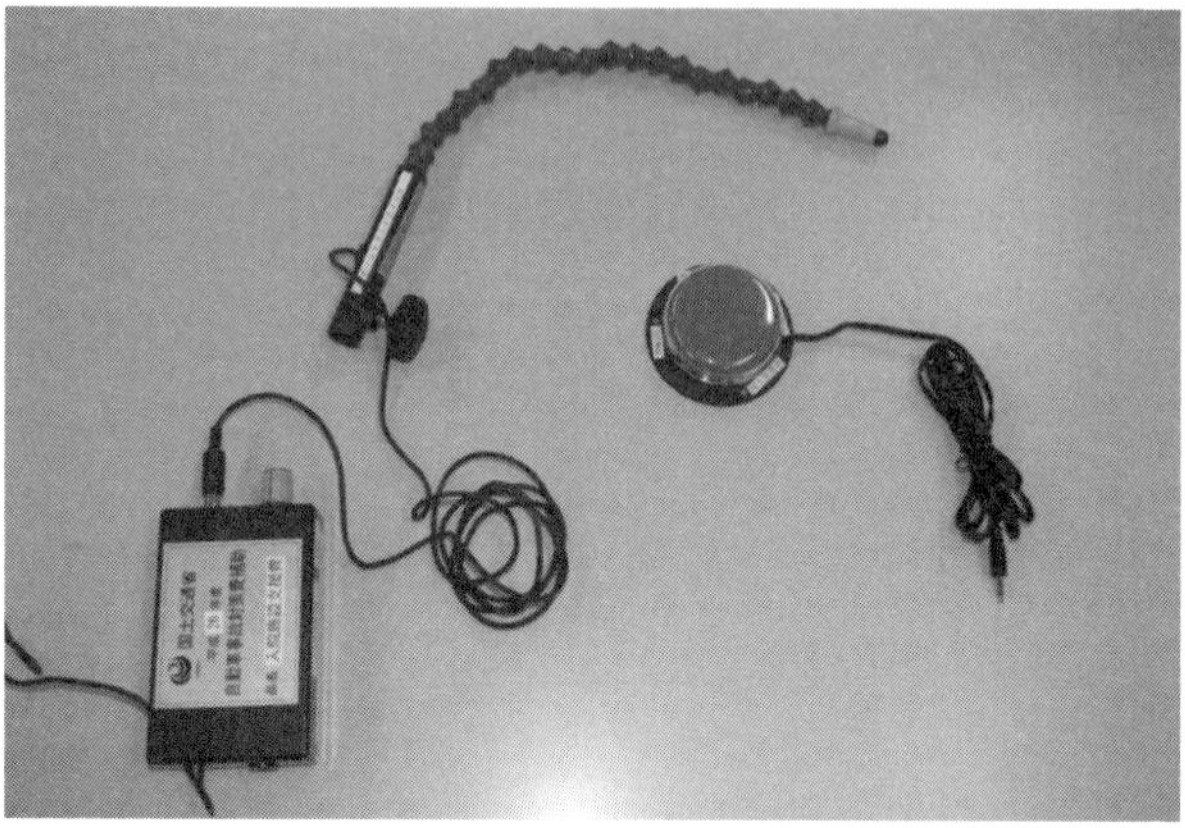

写真40

入院中のリハビリテーション

毎月、四季折々のレクリエーション活動を取り入れ、入院中の気分転換や季節に応じた行事を楽しめるよう取り組んでいます。

また、日々、昼食前は看護師、夕食の前にはリハビリスタッフが口の体操、頭の体操、筋力・体力をつける運動を行い、少しでも早く力が付くようにリハビリテーションをしています（写真41・42・43・44・45）。

リハビリ室での クリスマス会の様子

写真41

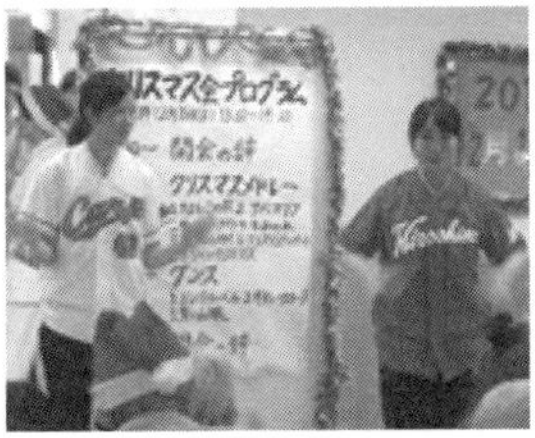

写真42

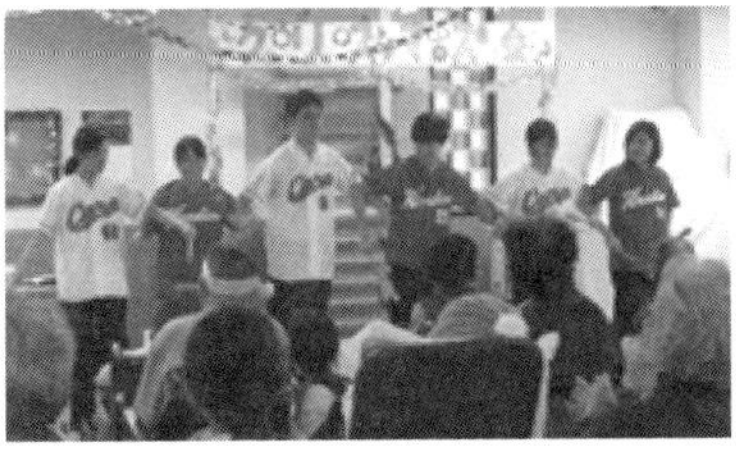

写真43

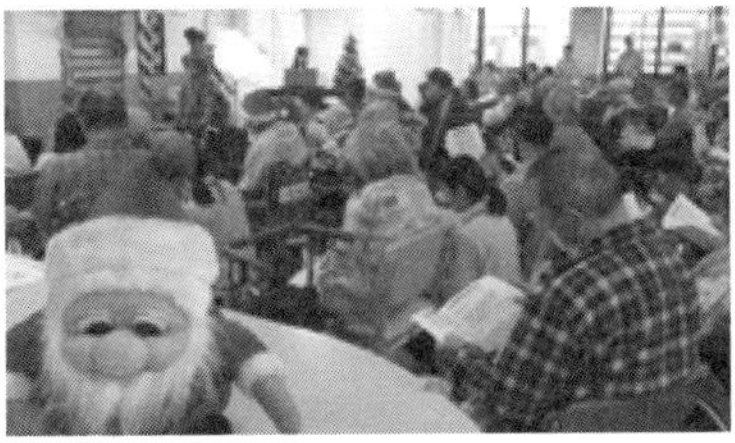

病棟リハビリ

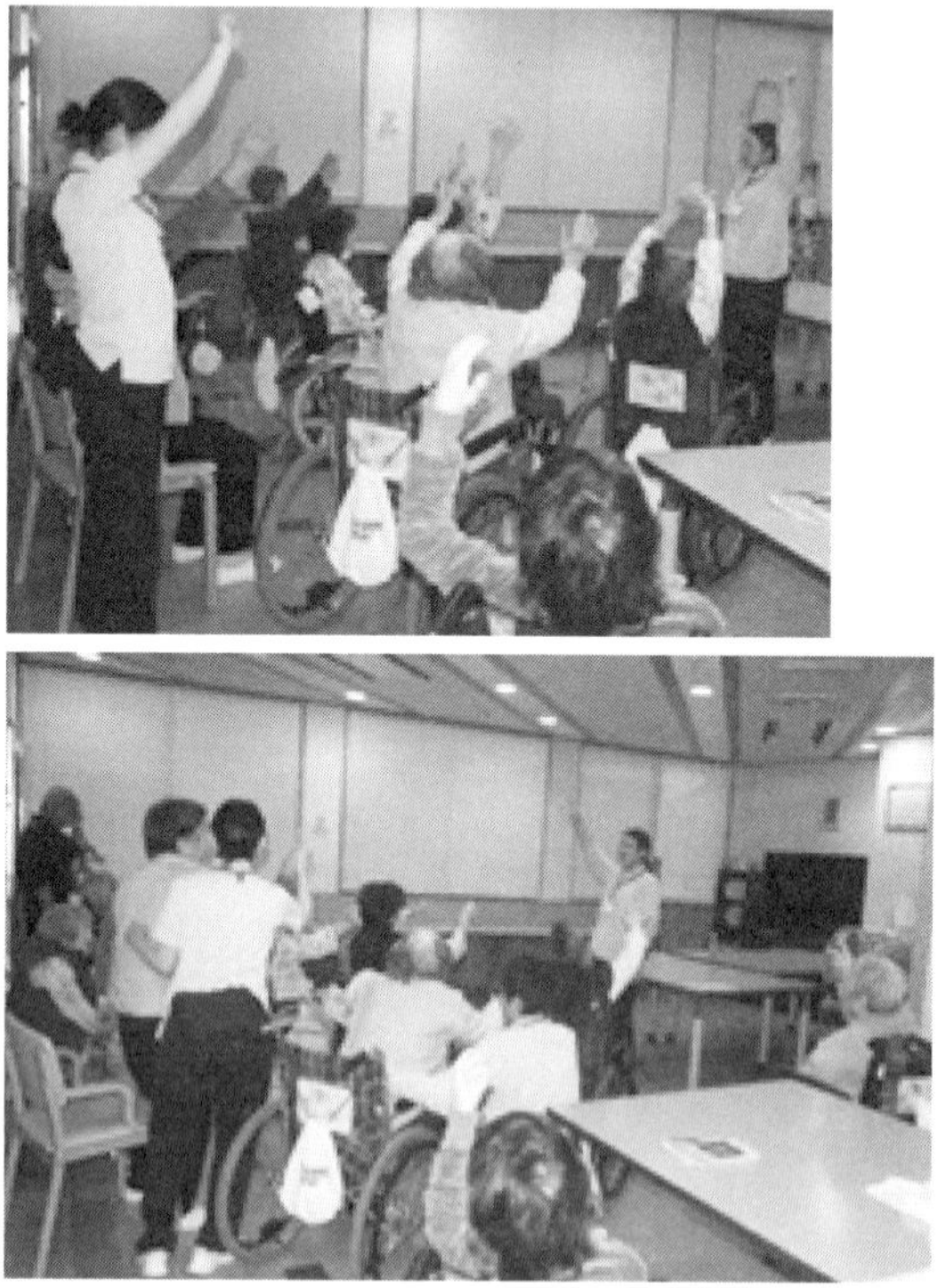

写真44・45　病棟談話室での体操風景

当院の回復期リハビリテーションの質

表8　FIMの改善度

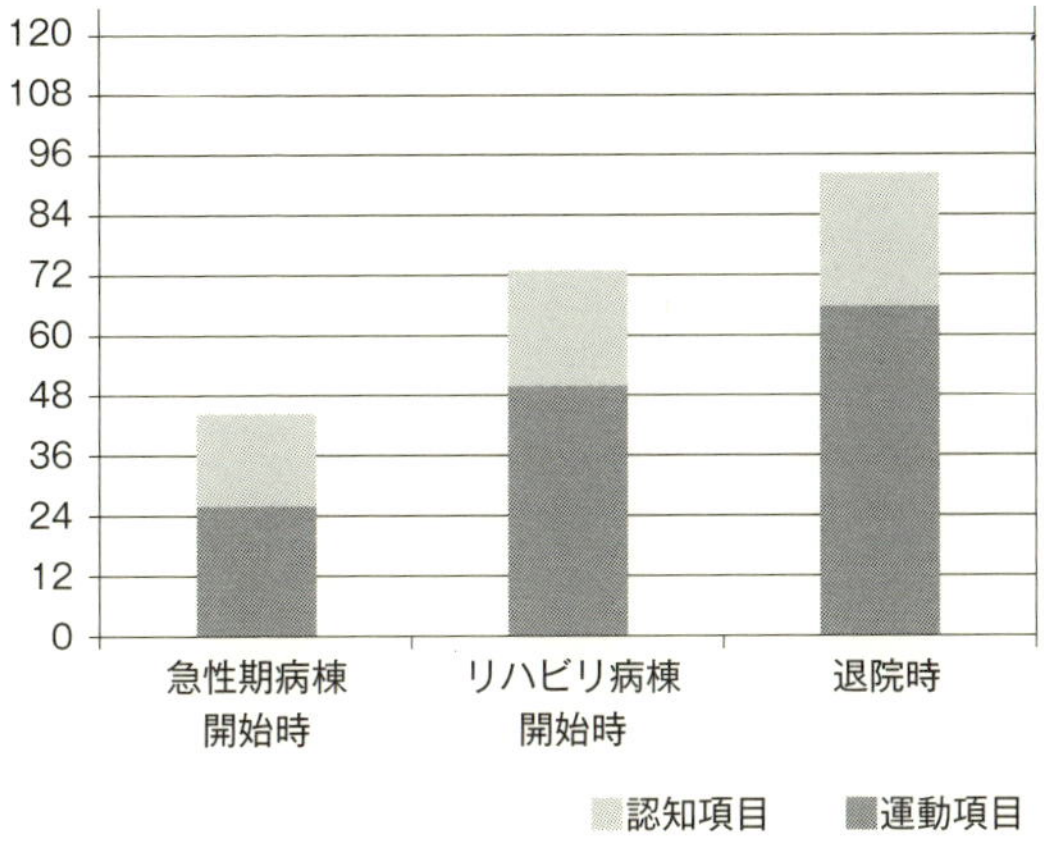

ＦＩＭ（Functional Independence Measure）とは機能的自立度を評価するもので、食事や移動などの運動項目13項目と認知項目5項目の計18項目から評価するものです。

各項目1〜7点で採点し」126点満点となります。この点数が高いほど自立度が高いと判断されます。表8にみられるように、いずれの時期にも、入院時に比較して明らかにＦＩＭは大幅に改善をしています。

維持期・生活期のリハビリテーション

回復期を終えると、ほとんどの方が退院して自宅に戻ります。維持期・生活期のリハビリテーションのうち、在宅で受けられるリハビリテーションは訪問リハビリテーションと通所リハビリテーションがあります。ここでは、主に訪問リハビリテーションについてお話します。

訪問リハビリテーションは、理学療法士、作業療法士、言語聴覚士がご自宅に伺い、健康状態を把握した上で、自宅環境や介護力を考慮したアドバイスを行うことになります。自宅のトイレに行く練習、近所のスーパーマーケットに買い物に行く練習など、個人個人の生活にあったプログラムを作成し、患者さんにあわせたパーソナルな支援をします（写真46・47・48）。

訪問リハビリテーションの具体的介入内容

1. 病状の観察

バイタルチェック（体温、脈拍、呼吸、血圧測定等）・病状の観察や助言・精神面の健康状態の確認と助言・介助者の健康状態の確認と助言、再発予防と予後予測などを行います。

2. 日常生活への指導・助言

ＡＤＬ指導・身体機能（筋力、柔軟性、バランス等）の維持、改善・痛みの評価と物理療法等の疼痛緩和・福祉用具または補装具、住宅改修の評価と相談・摂食嚥下機能やコミュニケーション機能の改善・ＱＯＬの向上や趣味、社会参加促進のための助言などを行います。

3. 介護相談

療養生活、家族への介護指導、精神的な支援・福祉制度利用の助言、相談などを行います。

当院は、回復期リハビリテーション病棟の患者さんが在宅に変わったとき、しばらくは

外出練習

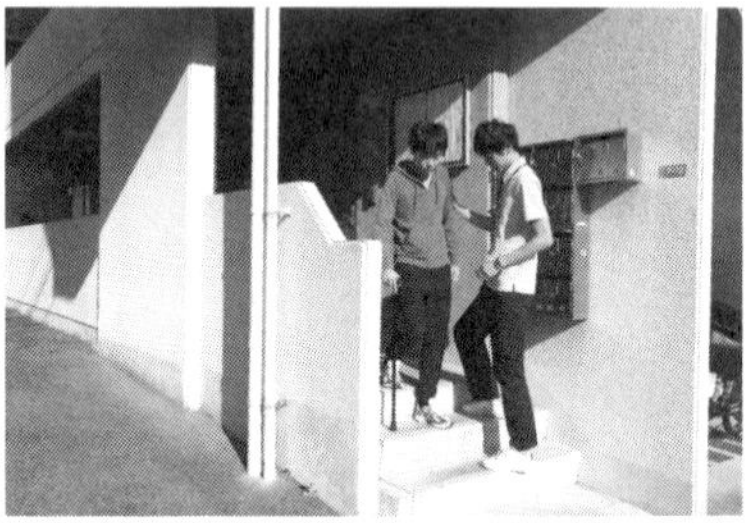

写真48　実際の住まいでの階段昇降練習

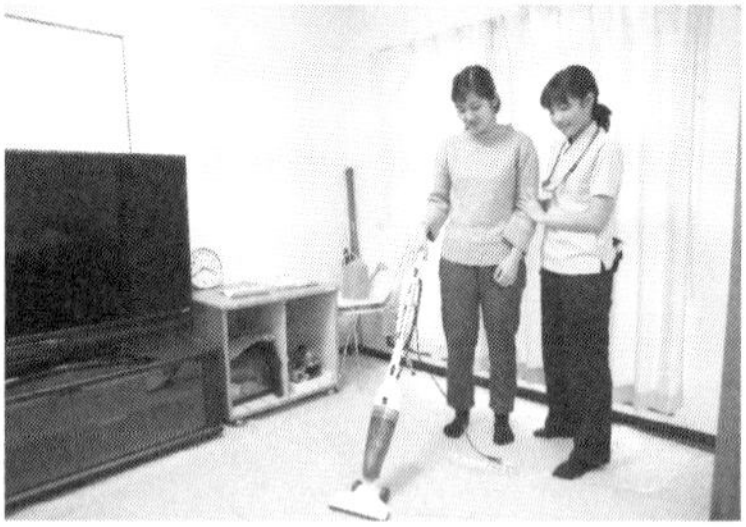

写真49　掃除機を使用する練習

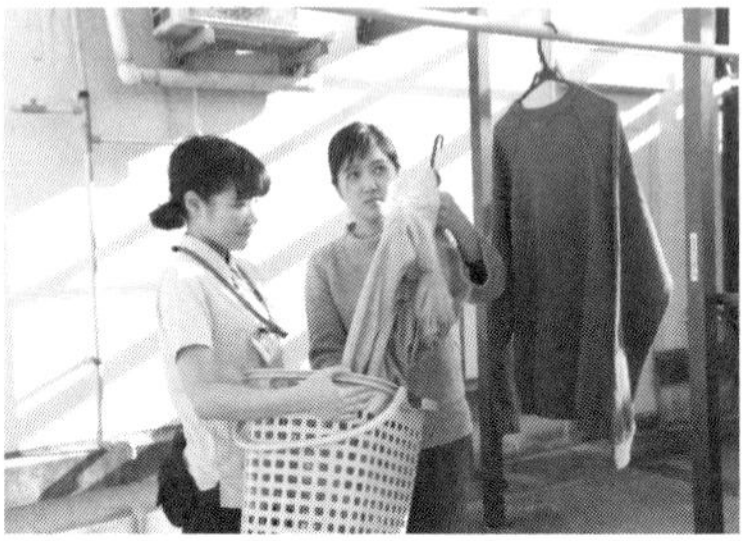

写真50　洗濯物を干す練習

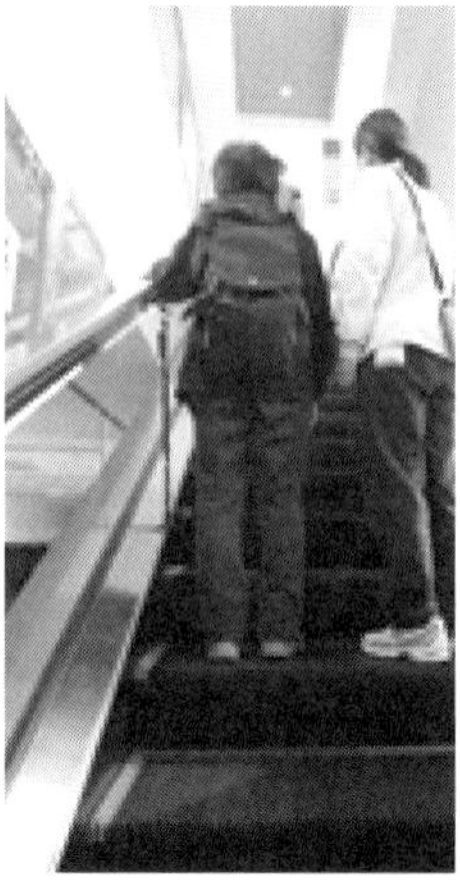

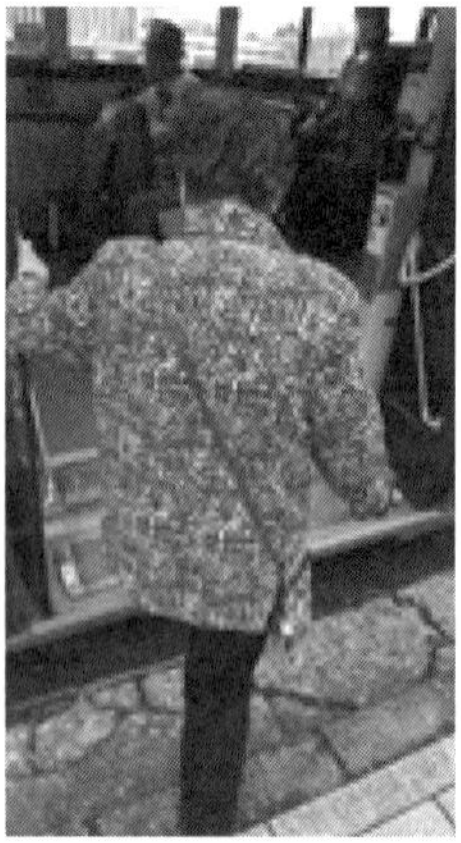

(上)写真46
エスカレーターを
乗る練習
(下)写真47
バスを利用した
外出練習

回復期の担当者が訪問リハビリテーションで自宅に伺うようにしています。あるいは、訪問リハビリテーションの担当者が、退院前に顔なじみの関係になれるように回復期のリハビリテーション病棟で何回か担当することも行なっています。自宅での生活に慣れてから、生活期の担当者にバトンタッチして、患者さんになるべくストレスを感じさせないスムーズな引き継ぎを行っています（写真46～50）。

入院期間は、保険診療でできる最大時間の9単位、一日180分に限りなく近い時間のリハビリテーションを行います。ところが、退院後はそれができません。そのため、身体機能の低下をいかに防ぎ、維持できるかが課題です。

そこで、退院時には、リハビリスタッフから運動習慣、セルフケア、ストレッチなどの指導をするのと併せて、回復した機能を維持していくためには、本人の自主性と家族や日ごろかかわる方の支援が大切であることをお話ししています。

生活期のリハビリテーションは、自分らしく暮らすために、自分の障害や生活するうえでの課題を正しく理解して、再発予防に努めなければなりません。生きている限り、生活期のリハビリテーションは続くといってよいでしょう。

第4章

先進のリハビリテーション

ニューロリハビリテーション

最近、リハビリテーションの分野で、ニューロリハビリテーションが注目されています。

もともと、ニューロリハビリテーションは、脳や脊髄などの神経疾患に対するリハビリテーションを指す言葉でした。それが、近年の画像診断技術などの目覚ましい発達や、脳の仕組み、脳梗塞により障害された脳神経細胞の再生に関する研究などがすすみ、その成果をリハビリテーションに応用した分野も指し示す言葉になりました。

脳の可塑性

脳梗塞によって死んだ細胞は二度と戻ることはありませんが、リハビリテーションによってある程度機能を回復させることはできます。それは、リハビリテーションが、機能しなくなった脳領域の周辺に新たな神経回路網ができるのを促すからだということがわかってきました。

また、脳から出る神経が延髄のところで交差している（錐体交叉）ため、左脳が傷つく

図10　脳の半球間抑制

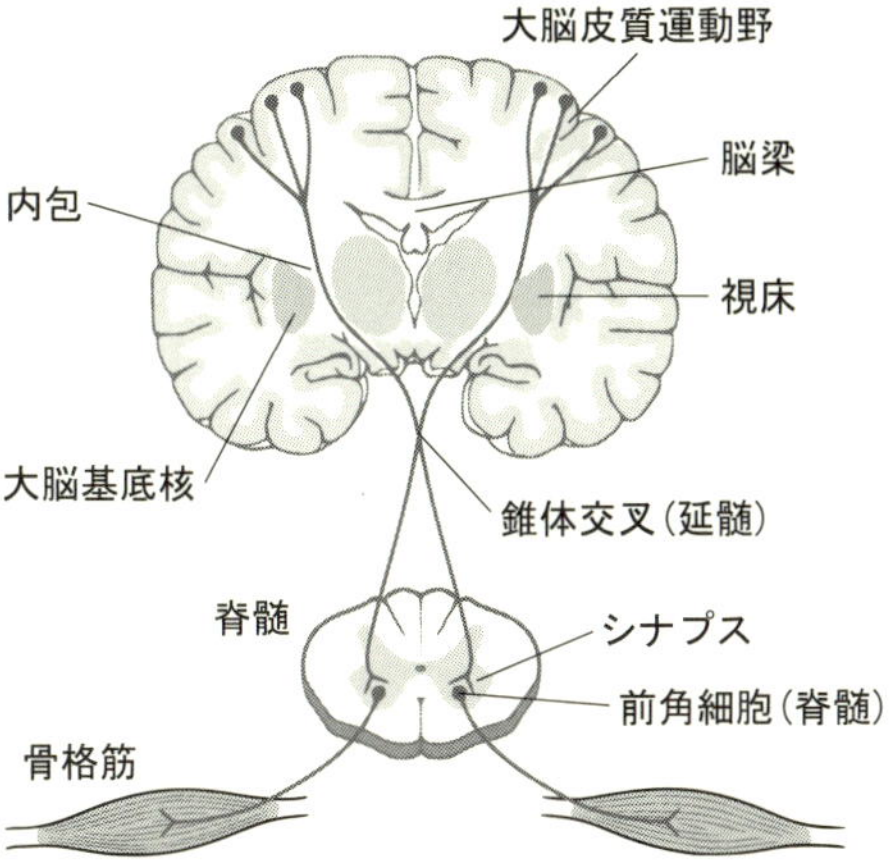

と体の右側に麻痺が現れ、右脳が傷つくと体の左側に麻痺が現れます。錐体交叉は100％ではなく、10％強ぐらいは交叉していません。それが機能回復に何かしらの助けになっているのではないかと考えられています（図10）。リハビリテーションは、こうした効果も大きく引き出す可能性があります。

脳の半球間抑制

右脳と左脳は脳梁でつながり、左右の脳がお互いに抑制しあってバランスを保っています。一方の脳が活発に活動すると、もう一方の脳が活動を抑えるので、左右の体をうまく動かすことができるのです。これを半球間抑制といいます。

ところが脳梗塞によってどちらかの脳が傷つくと、バランスが崩れてしまいます。傷ついた側の脳の働きが低下して、正常な脳への抑制が弱くなると、正常な脳からの抑制が強くなるのです（図10）。

麻痺のない側ばかりを動かす、つまり正常な脳ばかりを活性化させると、梗塞のある側の脳の働きが弱まり、麻痺が悪化してしまいます。左右の脳のバランスが保たれた状態になるようにするため、麻痺のある側のリハビリテーションも大切なのです。

ニューロリハビリテーションの種類

ニューロリハビリテーションの定義はまだはっきりと定まっていないのですが、痙縮をやわらげるボツリヌス療法とかバクロフェン髄注療法（IBT）や、ロボットリハビリテーション、治療的電気刺激療法（TES）や経頭蓋磁気刺激治療（TMS）などの電気刺激による療法、再生医療などを指すことが多いようです。

ボツリヌス療法

脳梗塞の後遺症の1つ「痙縮（手足のつっぱり）」

脳梗塞によく見られる後遺症の1つに痙縮（けいしゅく）という症状があります。痙縮は筋肉が緊張しすぎてこわばり、手足が動かしにくくなる状態のことです。脳梗塞を発症した後2～3か月ごろから現れやすく、リハビリテーションが順調でも痙縮が起こることがあります。

痙縮が起こりやすいのは手足で、上肢は曲がる、下肢は伸びるのが普通です。手の指が握ったまま開きにくくなる、手首やひじが曲がる、足先が突っ張って足の裏側のほうに曲がってしまうといった症状がみられます。

痙縮の状態ではリハビリテーションに支障をきたし、痙縮が長く続くと、筋肉が固まり関節の動きが制限される拘縮（こうしゅく）になってしまいます。

ボツリヌス療法とは

以前は、痙縮に対する効果的な治療はありませんでしたが、ボツリヌス療法の登場によって、改善の可能性が高くなりました。

ボツリヌス療法は、食中毒の原因となる菌のひとつである「ボツリヌス菌」の産生する毒素を原料にした製剤（商品名：ボトックス）を、筋肉内に注射する治療法です。注射をすると、筋肉を緊張させている神経の働きが抑えられて筋肉がゆるみ、手足の動きを改善することができるのです。ボツリヌス療法の効果は後に述べるように、永久的なものではありません。

「ボツリヌス毒素を注射する」というと誤解されて、驚かれる方がいますが、ボツリヌス菌そのものを注射するわけではないので、ボツリヌス菌に感染する危険はありません。

日本では、２０１０年に成人の上肢・下肢の痙縮にボツリヌス療法が保険適用になり、また、片側顔面けいれん、瞼がけいれんする眼瞼けいれんなどの病気に認可されていて、医師は講習を受けてから治療に当たります。

治療の進め方

痙縮が現れる回復期から維持期・生活期に行います。ボツリヌス療法の効果は、注射後2、3日目から徐々にあらわれ、およそ3～4か月間続きます。効果はその後徐々に薄れてしまうので、治療を続ける場合は、年に数回注射を受けることになります。当院では、基本的に3ヶ月に1回のサイクルで注射をしています（写真51）。

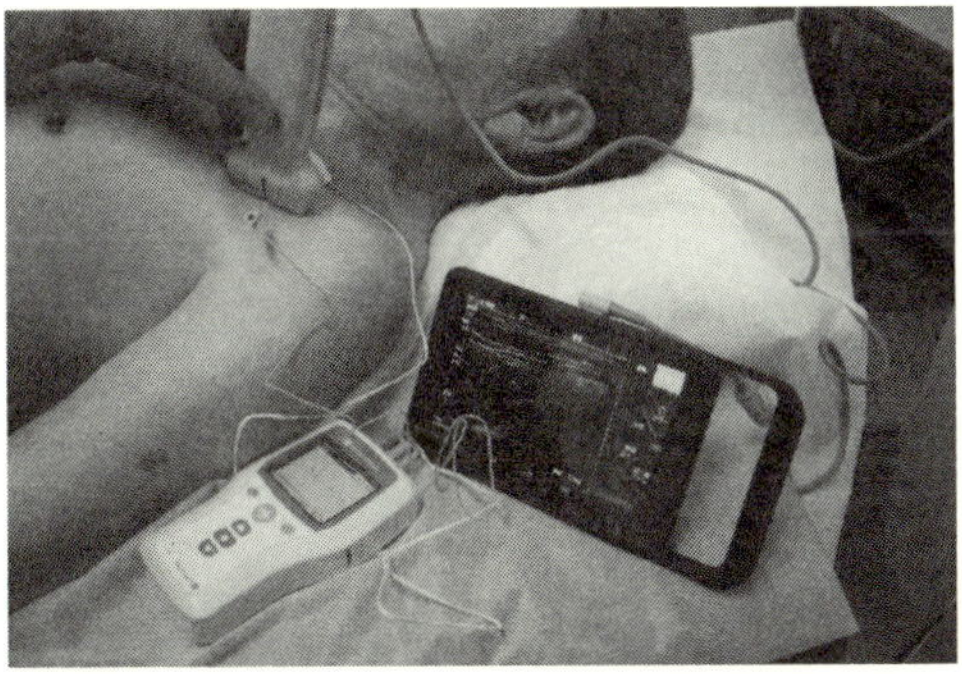

写真51　外来にてボツリヌス療法施行中

ボツリヌス療法の効果としては、次のようなことが期待できます。

・手足の筋肉がやわらかくなり、動かしやすくなることで、日常生活動作が行いやすくなる。
・関節が固まって動きにくくなったり、変形する拘縮を防ぐ。
・服の脱ぎ着などがしやすくなり、介護の負担が軽くなる。

・動きやすくなりリハビリテーションが行いやすくなる。
・手足の筋肉のつっぱりを和らげることにより、痛みを緩和する効果も期待できます。

ボツリヌス療法は保険適用されているとはいえ、100単位69，325円と非常に薬価の高い薬を用いるため治療費が高額になるのがデメリットといえます。

ロボットリハビリテーション

リハビリテーション用のロボットスーツは、複数の企業がいろいろなタイプを開発しています。当院は、サイバーダイン社のHAL®（ハル）の単関節HAL®と下肢タイプHAL®（自立支援用）を用いて、リハビリテーションに取り組んでいます。

ロボットスーツHAL®の動く仕組み（図11）

人は体を動かそうとするとき、その指令を脳から神経を通して筋肉に伝えます。そのとき、発生する信号は、微弱な生体電位信号として皮膚表面にも流れます。

その生体電位信号をHAL®のセンサーが感知し、パワーユニットが指令を発信してモ

図11　ロボットスーツＨＡＬ®の動く仕組み

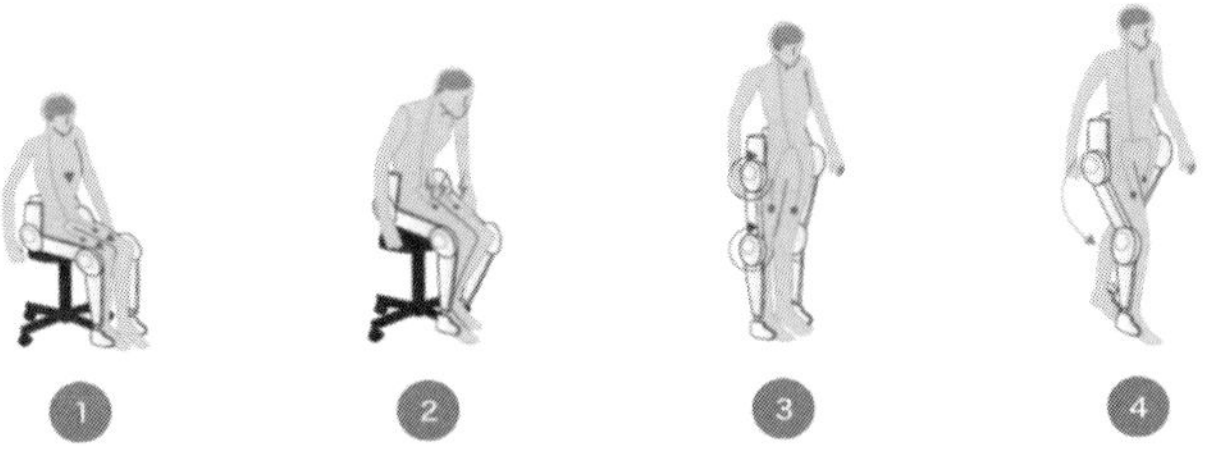

1．人が動こうとした場合には、その意思は電気信号となり体内の神経を通じて脳から筋肉へと伝達されます。
2．その際に皮膚表面には微弱な生体電位信号が検出されます。
3．組み込まれたサイバニック制御によってパワーユニットが制御され、動きます。
4．装着者の意思に従って動作支援が実現されます。

HAL®には生体電位信号を検出し、人間の思い通りに動作する「サイバニック意思制御システム」だけでなく、人間のような動作を実現することができる「サイバニック自律制御システム」の二つの制御系が混在しています。

ーターを動かすことにより、装着した人の意思に沿って動きを補助するのです。さらに、生体電位信号がでなくても、たとえば、立ち上がりであれば、股関節がある角度に達したら、それが引き金となって、股関節をまっすぐに伸ばして立ち上がるようにする「自律性制御システム」も搭載しています。

ＨＡＬ®を付けて動いた時、うまく動かせたという感覚が脳にフィードバックされ、その動きを繰り返すことで、脳が信号の出し方を学習していくのです。

2タイプのＨＡＬ®

現在、当院では、単関節ＨＡＬ®と下肢タイプＨＡＬ®（自立支援用）を導入して使用しています。単関節HAL®は、肘関節や膝関節の屈伸運動に、下肢タイプは歩行練習に用いています。

HAL®を使ったリハビリテーションができるのは、メーカーが行う安全講習会を受講したリハビリスタッフたちです。このハルチームは、週1回のミーティングを行い、リハビリテーションの評価やどの患者さんのリハビリテーションにHAL®を使用するかなどを検討して、主治医に伝えます。医師はその提案を参考にして、リハビリテーションの計画を立てています。

今のところ、HAL®を用いたリハビリテーションと従来のリハビリテーションを1日おきに併用し、ワンクール2週間としたリハビリテーションをしています。使用した患者さんからも、「脚を出すのが軽く歩きやすい」「肘を動かす感覚が分かった」といった感想が聞かれ、実際に歩くスピードが速くなったり、歩く様がよくなったりしています。

単関節HAL®（写真52・53・54）

・上肢に装着した場合

HAL®が上腕二頭筋・上腕三頭筋の収縮を補助し、スムーズなひじの屈伸運動が可能となります。患者さんの腕の状態に応じて運動回数を設定します。

ひじの屈伸運動の一場面

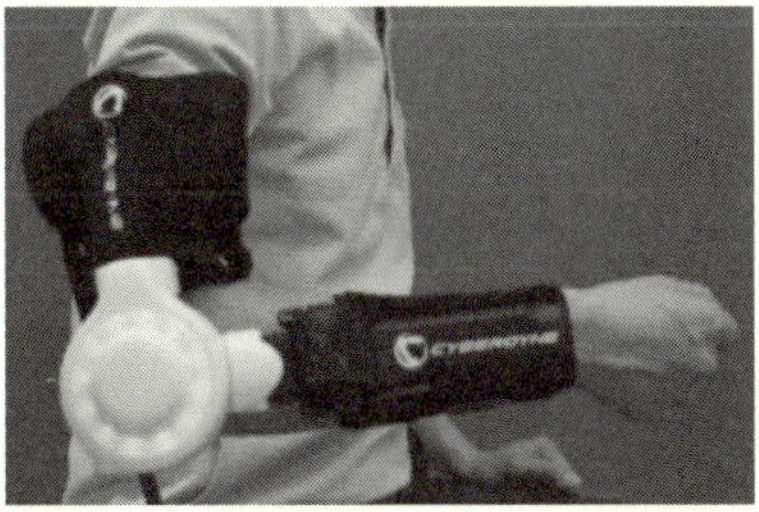
写真52　単関節HAL®　腕への装着

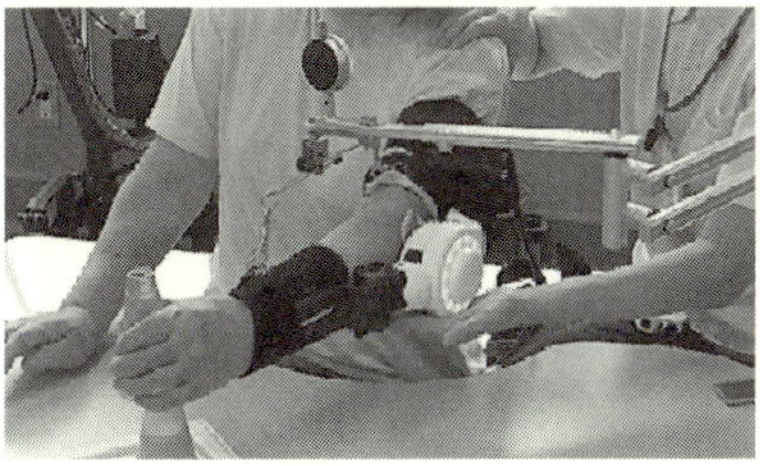
写真53　免荷装置と単関節HAL®の併用

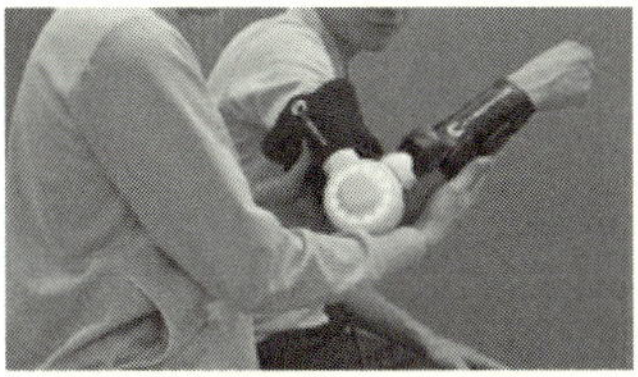
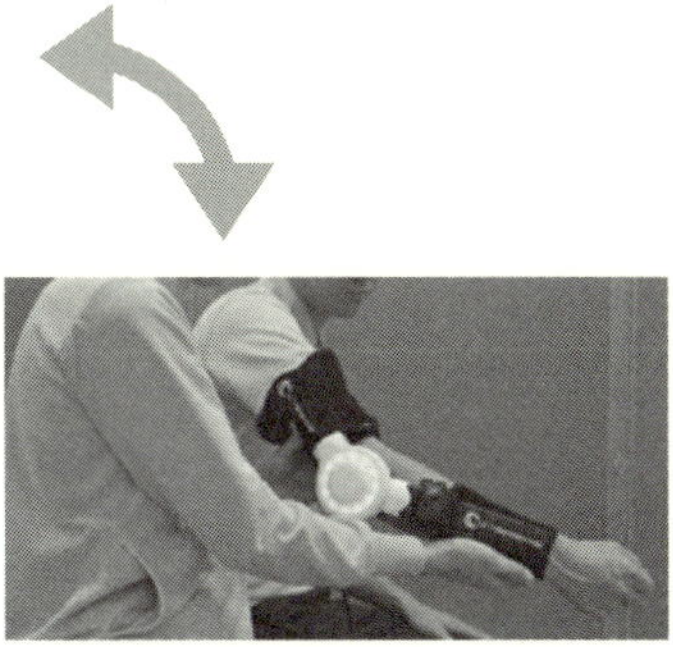
写真54　単関節HAL®を装着して行う肘の屈伸運動

・下肢に装着した場合（写真55・56）

ＨＡＬ®が大腿二頭筋・ハムストリングスの筋収縮を補助し、スムーズな膝の屈伸運動が可能となります。

ひざの屈伸運動の一場面

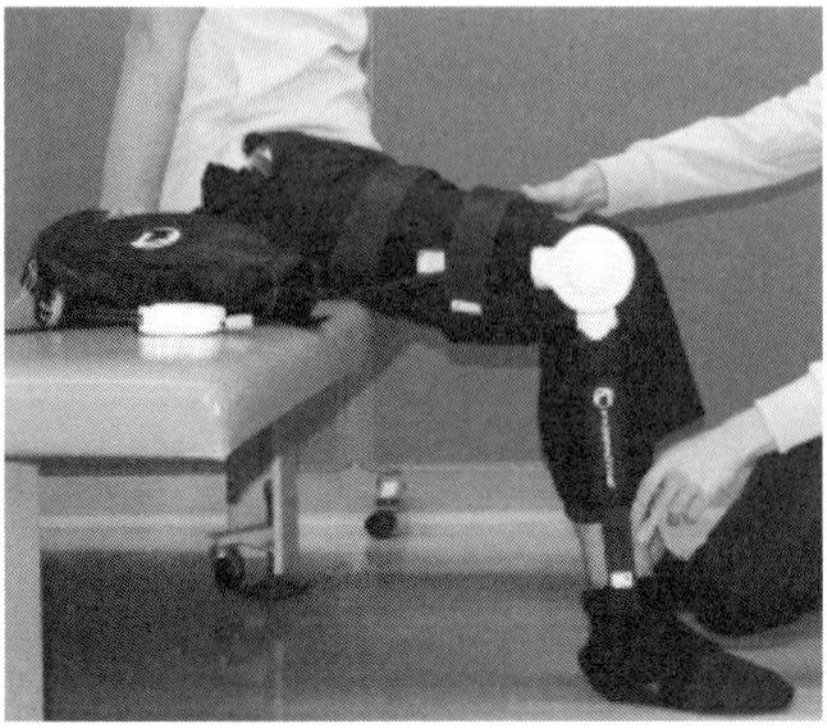

写真55　単関節HAL®　足への装着

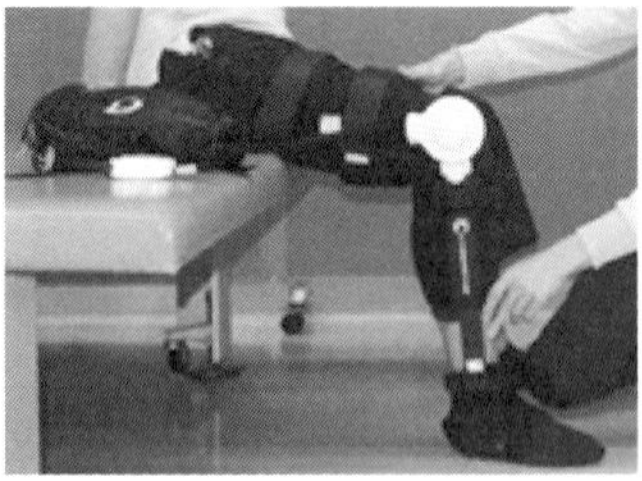

写真56　単関節HAL®を装着して行う膝の屈伸運動

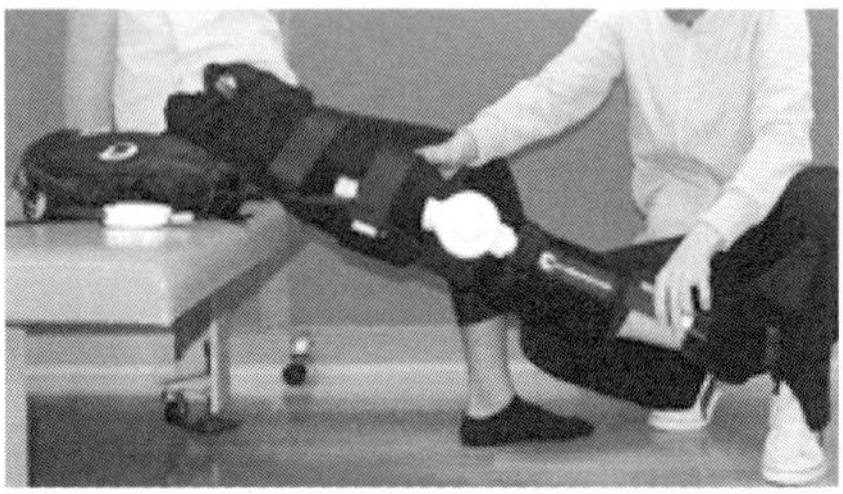

下肢タイプHAL®（写真57・58・59）

装着者の「歩きたい」という意思に合わせてHAL®が各関節に装備されたモーターや制御機器が作動して動きを助けます。そうすることで、通常より大きな力を出すことができたり、スムーズな動きが可能になります。

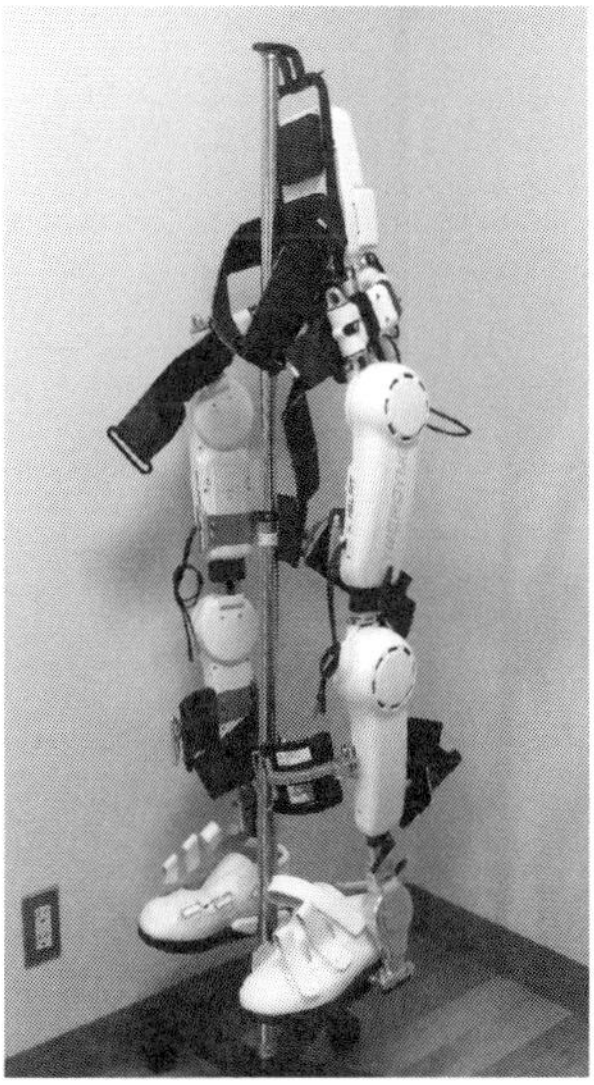

写真57　下肢タイプHAL®

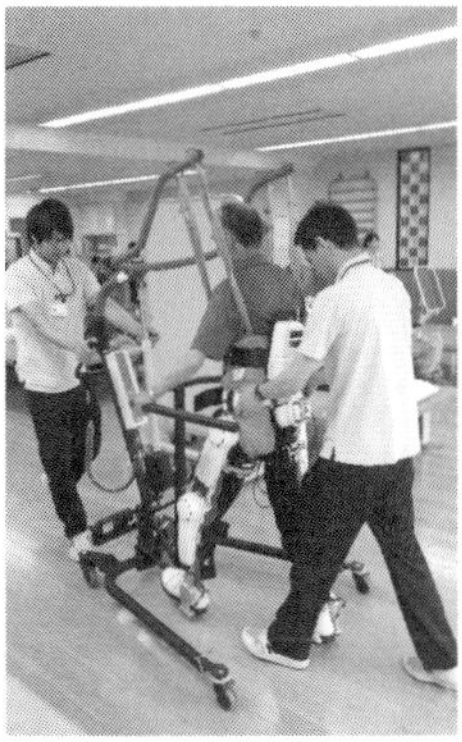

写真59　免荷装置と下肢タイプHAL®を併用した歩行訓練

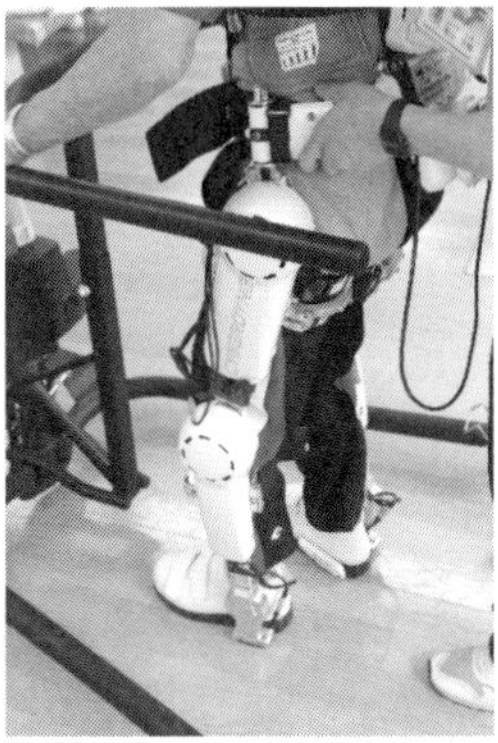

写真58　下肢タイプHAL®を装着した様子

広島ＨＡＬ®研究会

２０１８年６月には、広島大学の木村浩彰教授を代表世話人とする「広島ＨＡＬ®研究会」が発足し、私が副代表世話人を務めることになりました。研究会では、ＨＡＬ®の臨床事例を通して、活用方法や有用性を共有し、現場スタッフの知識や技術の向上を図り、より質の高いリハビリテーションを提供することを目指しています。

下肢タイプＨＡＬ®は、２０１６年に神経難病といわれる筋萎縮性側索硬化症（ＡＬＳ）、脊髄（せきずい）性筋萎縮症、球脊髄性筋萎縮症、シャルコー・マリー・トゥース病、封入体筋炎、遠位型ミオパチー、筋ジストロフィー、先天性ミオパチーの８疾患に保険適用になりました。脳卒中にはまだ保険適応はされていません。非常に可能性のあるリハビリテーションなのでいずれは保険適応になると考えていますが、おそらくエビデンスがそろうまで、もう少し時間がかかると思われます。

当院としても、ＨＡＬ®を操作できるリハビリスタッフを育成し、今後もさらに充実を図っていく計画です。

その他のニューロリハビリテーション

当院ではすべて行っているわけではありませんが、次のようなものもあります。

バクロフェン髄注療法（ＩＢＴ）

ＩＢＴはボツリヌス療法と同じく痙縮に対して行われる治療です。脊髄腔にバクロフェン（商品名：ギャバロン髄注）という薬を体内埋め込み型ポンプを用いて持続注入し、痙縮をやわらげ日常生活の幅を広げようとするものです。

経頭蓋磁気刺激治療（ＴＭＳ）

ＴＭＳは、脳に磁気刺激を与えることによって、脳の神経活動を変化させて治療することです。梗塞をおこした脳に刺激を与えて働きを活発にしたり、正常な脳に刺激を与えて働きを抑えて左右の脳のバランスを整え、梗塞を起こした脳の働きを活性化して、リハビリテーション効果を引き出しやすいようにします。

痛みはなく、発症後1年以上たっても効果が期待できる治療法です。

治療的電気刺激療法（TES）

TESは、皮膚に張り付けた電極から筋肉や神経に電気刺激を与えることによって、筋肉の収縮を促します。麻痺して動かない筋を電気を流して収縮させる練習をする、動きをアシストするなど、多岐にわたる目的で使用されています。

CI療法

麻痺していない側の腕や手を動かないようにして、麻痺した側の腕や手を使って集中的に訓練する方法です。1日5～6時間ぐらいのリハビリテーションを行って機能回復を目指します。効果を高めるためには、日常生活でも積極的に麻痺した腕や手を使うようにすることが大事です。

併用して効果をあげる

ニューロリハビリテーションは単独で行うよりも、ほかのリハビリテーションと併用することでより一層の効果が期待できます。多くの病院が従来のリハビリテーションとの併用やニューロリハビリテーションどうしの併用を実施しています。

◆TMSと作業療法の併用

TMSを正常な脳に当てて働きを弱めて、障害の起きた脳の働きを強めます。この状態で集中的に作業療法を行って麻痺の改善を図ります。主に上肢の麻痺や失語症の治療に使われています。

◆ボツリヌス療法との併用

ボツリヌス療法によって筋肉を柔らかくして動きやすい状態にし、従来のリハビリテーションやロボットリハビリテーションを行い、動きの改善を目指します。

再生医療とリハビリテーション

大学や研究機関などでは、傷ついた神経を再生させる再生医療の研究が進められていて、すでに、脳梗塞の患者さんに対する幹細胞を用いた治療法の治験が始まっています。

また、2018年11月には、慶応義塾大学が、iPS細胞から作った神経の元となる細胞を、脊髄損傷モデルマウスに移植すると運動機能が回復したという研究成果が発表され、これから、臨床研究計画が始められる予定だということです。

さらに、日本脊髄医学会が、再生医療と組み合わせる、再生医療による効果を高めるリハビリテーションプログラムを作ると報じられています。

麻痺した運動機能の回復には、神経を再生するだけでなく、リハビリテーションが重要なことは、脳梗塞でも変わりありません。脳梗塞においても再生医療とリハビリテーションについての研究がさらに進み成果が広く活用できる日が一日でも早く来ることを期待しています。

第5章

医療と介護の地域の要として

地域連携で「地域完結型医療」へ

医療機関を取り巻く環境は大きく変わりつつあります。その一つが科学技術の進歩です。病気のメカニズムが解き明かされ、機能分化、専門化が進んでいます。もう一つは、超高齢化社会の到来です。生活習慣病が増え、病気と付き合いながら生活する人が増えてきています。

これらのことから、病気を治す医療ではなく、QOLを維持しつつ生きることを支える医療が求められるようになりました。併せて、医療の在り方も、病気やけがの治療を一つの施設で治療を完結する「病院完結型」から、病院や診療所・クリニック等がその特長を活かしながら役割を分担して、地域の医療機関全体で1つの病院のような機能を持ち、切れ目の無い医療を提供していく「地域完結型医療」への転換が進められています。

地域完結型医療に欠かせないのがそれぞれの施設間における連携です。

連携には、病院とかかりつけ医の連携（病診連携）、急性期病院とリハビリテーション病院・療養型病院の連携（病病連携）と病院と介護施設等との連携があり、これらを総称して、医療連携または地域医療連携といいます。

地域連携が進むと、次のようなメリットが挙げられます。
①適切で良質な医療が提供できる
②地域の医療資源（人材や施設など）を有効に活用できる
③患者やその家族、医療従事者の満足度を高めることに貢献できる

地域連携

では、この連携を脳卒中の治療（リハビリテーション）という視点でみていくとどうでしょうか。

脳卒中の治療は、急性期、回復期、維持期に分けられます（図12）。

1 急性期

期間についてははっきり定義されていませんが、発症から2～3週間以内、病態が落ち着くまでの期間です。

急性期病院で治療を受け、治療結果がよければ退院して自宅に戻ります。しかし、さら

なる治療・リハビリテーションが必要な場合は、回復期のリハビリテーション専門病院に転院します。

ただし、回復期のリハビリテーション施設への転院が難しい最重症患者は、急性期病院から直接、維持期のケアに移ります。

2 回復期

期間はおおむね発症2～3週から3～6か月以内になります。

急性期以降もリハビリテーションが必要な患者さんは、生活機能の回復を目的にリハビリテーションを集中的に行い、在宅医療も視野に入れて自宅での生活が可能ならば退院して自宅に戻ります。しかし、それがまだ難しい場合は、維持期の療養型病院や老人保健施設などに移り、リハビリテーションを続けます。

または、リハビリテーション専門病院での機能回復が思わしくない患者さんは、すぐに維持期の介護施設等に移ることになります。

3 維持期

リハビリテーション専門病院で治療を受けても自宅で生活することが難しい患者さんは、療養型病院や介護施設等でサービスを受けながらリハビリテーションを行います。自宅でも生活の見通しが立てば、退院・退所して、在宅で、医療や介護サービスを受けることになります。

図12　脳卒中医療連携体制

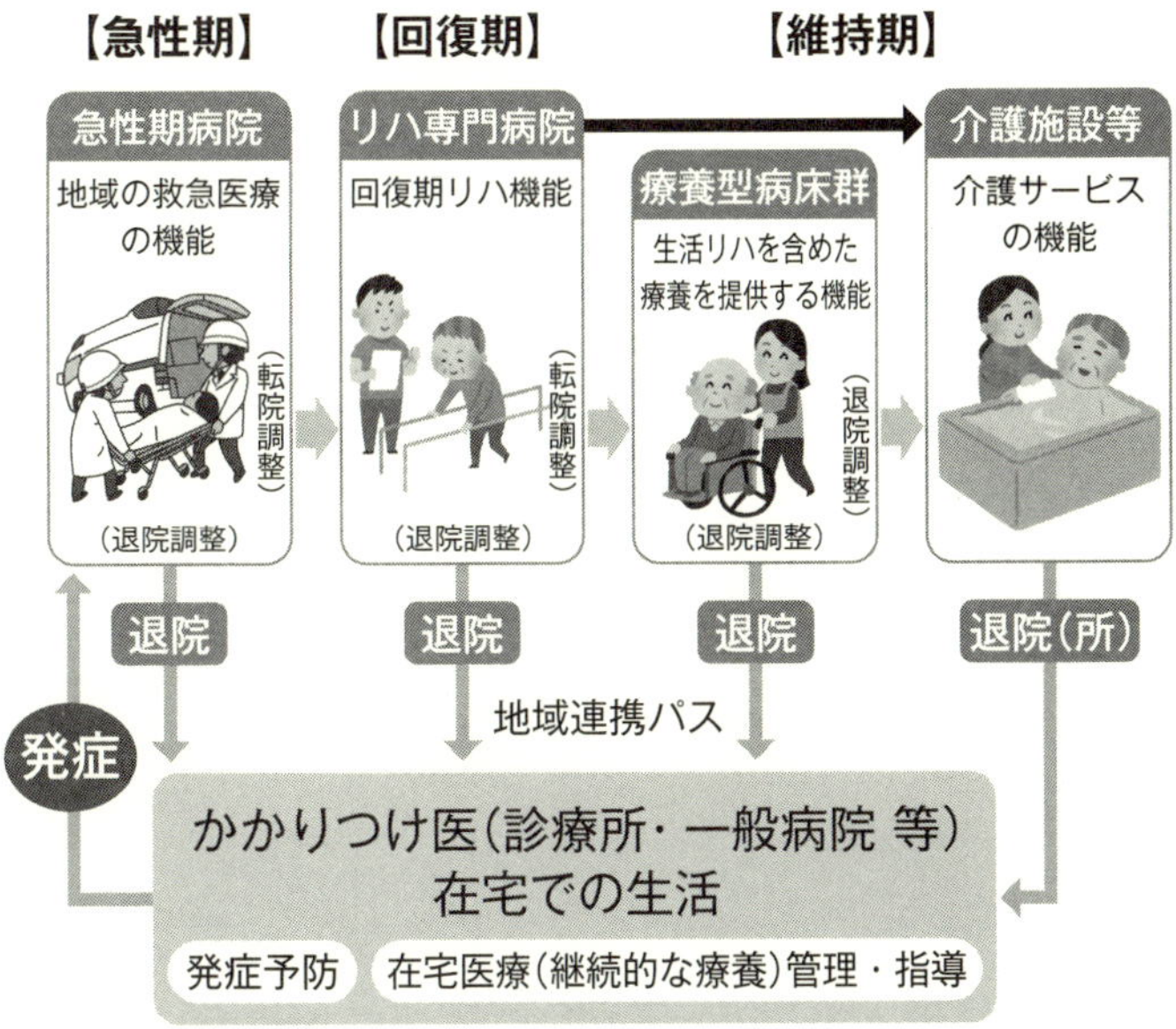

急性期は疾病、回復期は障害、維持期は生活が対象

疾病を対象とする急性期病院は、障害まではかかわることができても、生活までかかわる体制はありません。患者さんにとっては、急性期病院で長く入院を続けるよりも、回復期リハビリテーション病棟に移ったほうが退院後を見据えた充実したケアが受けられます。

ほとんどの脳卒中の患者さんは、高血圧や糖尿病、脂質異常症などを合併しています。そのため自宅に戻った後も、脳卒中の再発予防のためには、危険因子の管理が非常に大切です。日常生活の管理には、脳神経外科医などの脳の専門家よりも、危険因子の管理の経験が豊富なかかりつけ医のほうが適しているといえるでしょう。

ですから、脳卒中の治療においては、急性期から回復期・維持期の連携がとても重要なのです。

患者さんは、普段はかかりつけ医を受診し、必要なときに急性期病院や専門病院を受診するようにすれば、地域の医療資源を有効に活かすことができます。その結果、患者さんは、待合室で待たされる時間が多少でも短縮され、医療施設はそれぞれの特徴を最大限に発揮して治療に当たることが可能になるのです。

地域連携クリティカルパス（地域連携パス）

スムーズな連携、全国どこでも標準的な治療が受けられるために活用されているのが、ガイドラインや院内クリティカルパスであり、また地域連携システムや地域連携クリティカルパスです。

クリティカルパスは、1950年代にアメリカの産業界で導入され、80年代に医療現場に応用されました。日本の医療に導入されたのは90年代に入ってからです。医療分野においてのクリティカルパスとは、良質な医療を、効率的かつ安全、適正に提供するための手段として開発された診療計画表のことです。

クリティカルパスは医師だけでなく、看護師や療法士、薬剤師などが共同で作成して、チーム医療を効率的に実践するために役立てています。そのための重要なツールとして電子カルテなどがあります。

リハビリテーションの継続性

脳卒中の治療に関しては、リハビリの継続性が大きなテーマとなります。地域完結型医療が進む中、患者さんが急性期病院に入院すると、地域全体でリハビリテーションを続けられるように入院診療計画書と地域連携パスを作成して、これに基づいて治療と連携がスタートします。

地域連携パスの目的は、医療の機能分化と医療機関の連携、医療と介護の連携の仕組みを患者さんとその家族に理解していただき、積極的に治療に参加してもらうことにあります。患者さんと医療と介護の専門職が最終的に達成させたい目標を共有し、急性期から回復期、維持期、そして在宅になっても最適な切れ目のない医療や介護を受けられることを目指していきます。

地域連携を支えるシステム

では、地域連携を支えるシステムとは、具体的にどんなものなのでしょうか。
当院の取り組みを例として紹介します。

①開放病床

開放病床とは、病床の一部を地域の医療機関の先生方に開放し、共同診療を行ってもらうものです。開放病床登録医になってもらい、当病院の医師と共同して診療を行うシステムのことをいいます。

これによって、かかりつけ医が、患者さんが入院のうえ治療を受ける必要があると判断した場合、開放病床を利用して、患者さんの入院後も当院において引き続き当院の医師と共同して患者さんの治療にあたることができるようになりました。

当院は、平成22年7月に開放型病院（5床）として承認され、活用していただいています。

・登録医制度

開放病床を利用するためには、開放型病院の登録医になる必要があります。登録の際に、特別な資格や条件はありません。当院では、平成31年4月1日時点で143名の医療機関の先生方が登録医になっています。もちろん、登録医になっていない先生方からの紹介、入院も受け付けています。

・患者さんのメリット

患者さんの日頃の体調や健康状態を把握しているかかりつけ医が開放病床を利用することで、入院時から退院時までの病状や治療内容を詳細に把握することができます。

患者さんにとっては入院中も退院後も継続性、連続性、一貫性のある医療を受けることが可能になります。さらに、いつも診てもらっているかかりつけ医の先生に入院中も診察を受けられるという安心感を得ることもできます。

・医療従事者のメリット

開放病床によって、クリニックや診療所では備えることが難しい高度な検査機器を使用する機会を得ることは、医療従事者にとっても技術向上につながるというメリットがあります。そして、それは地域全体の医療の向上となり、地域への貢献度を高めることになっていくものと考えています。

②画像診断機器の共同利用・地域医療の質の向上

医療用画像診断機器の進歩にはめざましいものがあり、病気の早期診断・早期治療において、ＭＲＩやＣＴ（写真60・61）は不可欠な診断機器となっています。

しかし、それぞれの機器（モダリティーといいます）は極めて高額でどこの医療機関でもすぐに購入出来るものではありません。

従って、地域の医療機関がみんなで高額医療機器を活用する必要があります。こうすることによって地域医療の質の向上にもつながります。そのような目的のために、当院では画像診断予約センターを放射線部門の中に置き、地域医療機関の皆様に利用をしていただいています。

③遠隔読影支援システム

医師の専門分化とともに、高度医療機器によって撮影された画像は、撮影はしたものの、自分の専門領域以外の画像の読影が困難となる場合がしばしばです。そこで活躍が期待されるのが放射線科専門医なのですが、残念ながら読影に関わる放射線科専門医が不足しているのも事実です。このような現状を補うために、当院では、画像診断予約センターを通して、遠隔画像読影支援システム（写真62）を用いて対応をしています。このシステムにより、これまで当院での読影が難しかったあらゆる部位においての検査が可能となりました。

当院のシステムは、まず撮影された画像のデジタル情報を読影センターに転送します。その情報をもとに、脳・ボディ・整形・小児などのそれぞれの専門分野に長けた放射線科専門医が読影し、レポートを作成し返送されます。

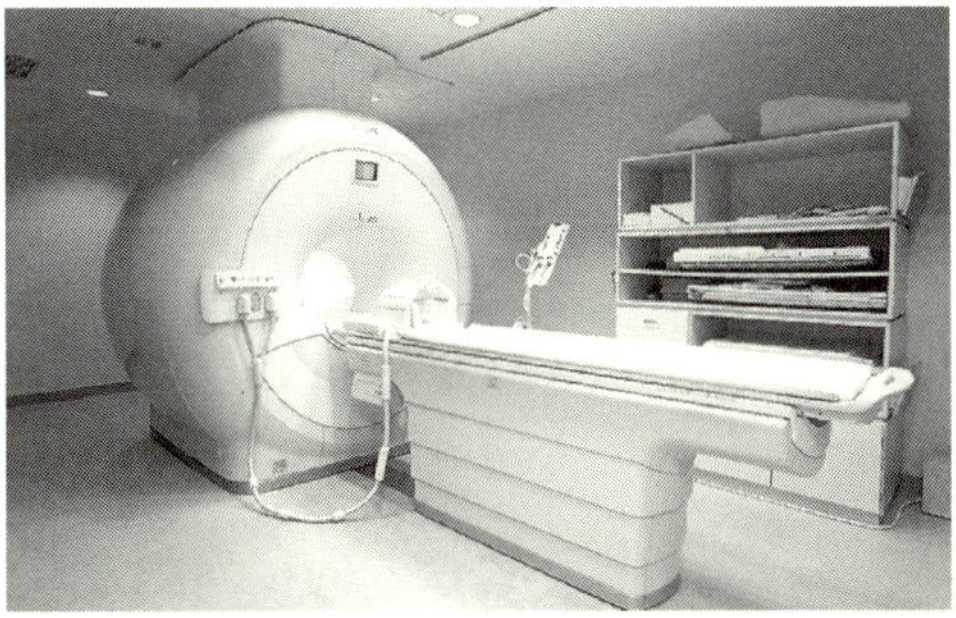

写真60　MRI（3.0テラス）

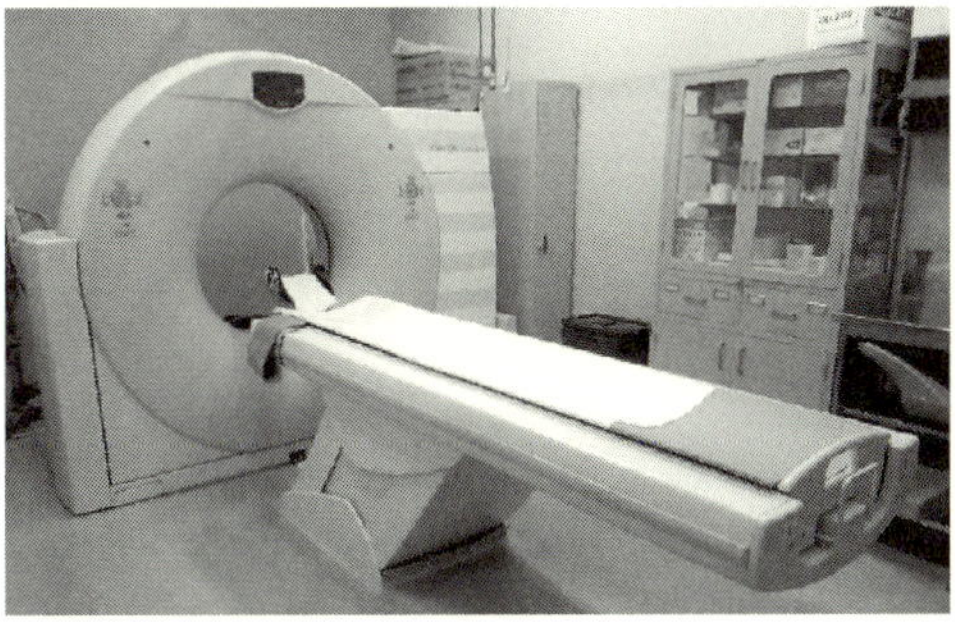

写真61　マルチスライスCT

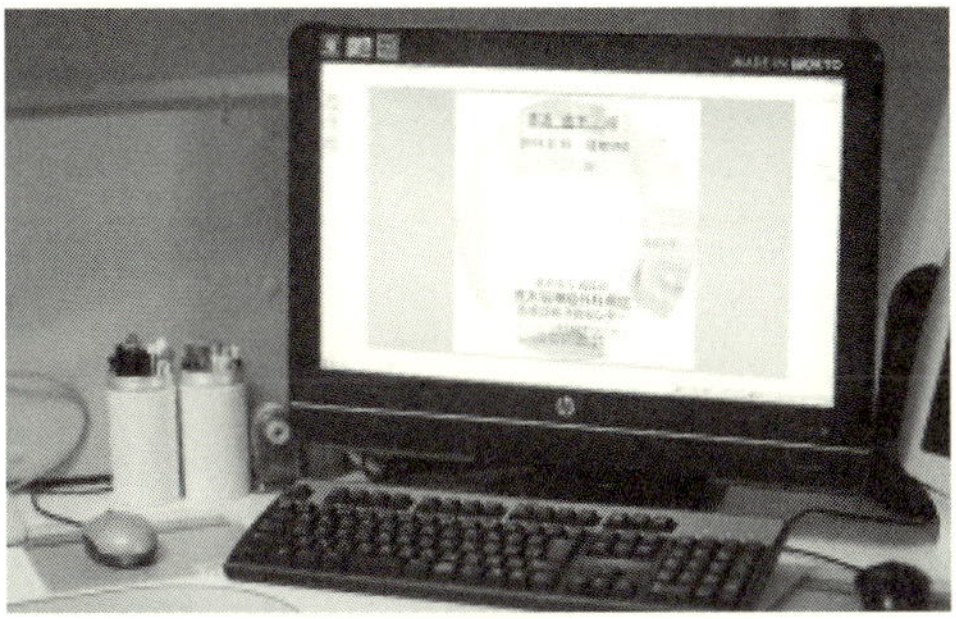

写真62　遠隔画像診断装置

④地域医療情報連携ICTネットワーク

地域医療情報連携ネットワークは、患者さん中心の切れ目のない医療サービスを提供する、地域全体で住民の健康を見守るための仕組みです。「地域医療連携」を推し進めるために、検査・診断・治療など診療情報の共有化は欠かせない要素といえます。

そこで、当院は、平成24年（2012）にインターネットを利用した地域医療情報連携ネットワークを導入しました。

導入にあたっては、基本コンセプトを「気軽」「簡単」「便利」の3つとしました。地域医療に忙しく尽力する開業医の先生方が、自分の診察室から簡単に使うことができるようにしたかったからです。さらに、「スピード」「コスト」「安全」が保たれていることも重視し、これらをすべてクリアしたネットワークを設計しました。

このネットワークシステムでは、①患者への診療情報の提供、②医療機関や介護関係機関の連携強化、③薬局への診療情報の提供、④予約システム、⑤開放病床登録医からの電子カルテ入力、遠隔画像読影支援などができるようになっています。

安全性

インターネットを介して情報をやり取りするうえで、最も気になることの一つが安全性でした。そこで、次のような対策を行いました。

Ⅰ患者さんとその家族が同意した、患者の診療情報のみを対象とする

Ⅱデジタル証明書を発行してネットワークに参画できるパソコンを限定し、専用ＩＤ、パスワードによって閲覧できる人を限定する

Ⅲ情報の漏洩を防ぐために、インターネット通信回路にIPsec/VPN及びＳＳＬ回線という最高レベルのセキュリティを導入する

ネットワークのメリット

このネットワークを使ったシステムは、患者を中心として、病院やかかりつけ医や在宅医療に携わる医療関係者、薬局、介護関係者、さらに患者本人が利用することができるようになっています。

情報通信技術を使った地域連携によって、効率的に患者の医療情報を共有することが可

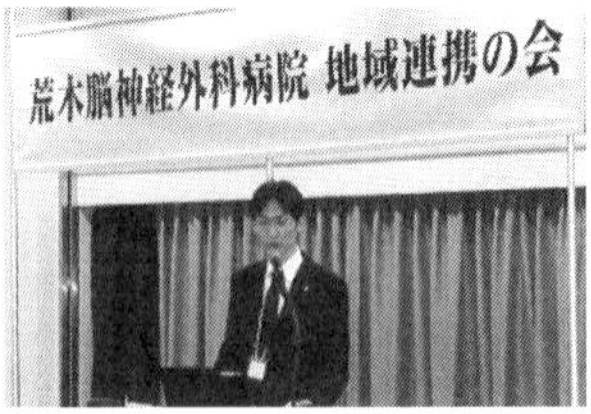

写真63　地域連携の会

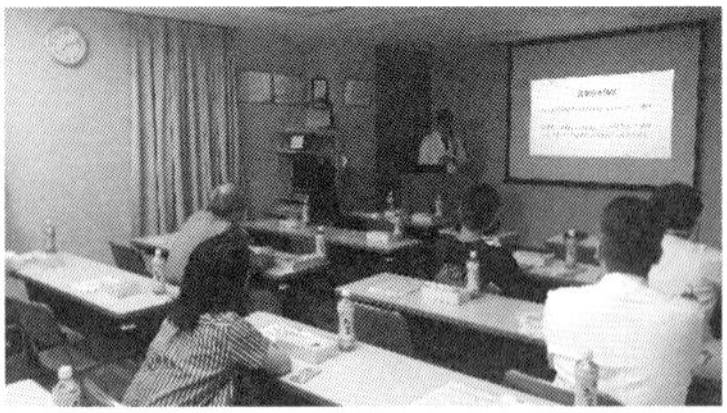

写真64　荒木脳神経外科病院
オープンカンファレンス

第1回地域連携の会　広報誌「麦の穂」より

能になることのメリットとして、

Ⅰ患者さんにかかわるすべての人が、患者に関する豊富な情報を得られるので、患者の状態に合った質の高い医療の提供できる

Ⅱ高度急性期医療、急性期医療、回復期医療、慢性期医療、在宅医療・介護の連携体制を構築しやすい

Ⅲ投薬や検査の重複が避けられ、患者負担の軽減につながる

などが挙げられます。

患者を中心とした地域全体のチーム医療に大きく貢献できるものと期待できるのです。

⑤地域連携の会（写真63）

⑥荒木脳神経外科病院オープンカンファレンス（写真64）

さらに、病診連携については、当院主催で、近隣の医療機関の方々と院外に会場を設定し講演会・懇親会を行うといった地域連携の会とか、院内に地域の先生方を招いての荒木脳神経外科病院オープンカンファレンスなどを開催していきます。今後も、情報発信や情報交換を交えて親交を深め、お互いの顔の見える化による連携の強化に努めていきたいと考えています。

地域リハビリテーション

地域リハビリテーションとは、脳梗塞の患者さんに限らず、障害のある人や高齢者が住み慣れた地域で、そこに住む人々とともに、安心して生き生きと暮らせるように、医療や保健、福祉、生活にかかわるすべての人々がリハビリテーションという立場から協力しあって活動することです。

目指すところは、要介護度ができるだけ低くなるように、要介護にならないための予防もかねて、さまざまな段階でリハビリテーションが受けられるように、地域を整備することにあります。

脳卒中については、急性期から回復期へと治療が進んでも回復が思わしくなかった場合は、維持期、在宅での療養の期間が長くなります。病気と上手に付き合い、ＡＤＬの維持とその先にあるＱＯＬの向上を図るためには、在宅ケアの仕組みをきちんと整える必要があります。

質の高い生活を送るために必要な在宅ケアで受けられるサービスには次のようなものがあります。

自宅で受けられるケア

医師や歯科医師による訪問診療、看護師による訪問看護、療法士による訪問リハビリ、薬剤師による在宅訪問指導、介護職員などによる訪問介護などがあります。受けられるかどうかの判断は、かかりつけ医の指示のもと、ケマネジャーと連携して行われます。

在宅を支える連携

自宅で暮らしていても体調の変化があったり、家族の都合などで、介護施設に短期入所したり、集中的にリハビリテーションを受ける必要があることもあります。このような場合は、かかりつけ医やケアマネジャーと相談することになります。

地域で受けるケア

通所介護、通所リハビリテーション、通院リハビリテーションなどがあります。訪問にするか通所や通院にするかは、医師やケアマネジャーと相談することになります。

福祉用具の貸与、・住宅改修の相談

自立した生活を支えるために必要な杖やベッドなど様々な用具を借りることもあります。また、手すりを付けたり、段差を解消するための家の改修が必要なときもあります。この場合も、かかりつけ医やケアマネジャーに相談することで、業者とのやり取りがスムーズになります。

地域リハビリテーション広域支援センター

高齢者の介護予防と生活の質の向上、障害のある人たちの自立や社会参加を支援・推進するために、各都道府県はリハビリテーション支援センター及び地域リハビリテーション広域支援センター等の指定を行うとともに、地域のリハビリテーション支援体制の推進を

図13

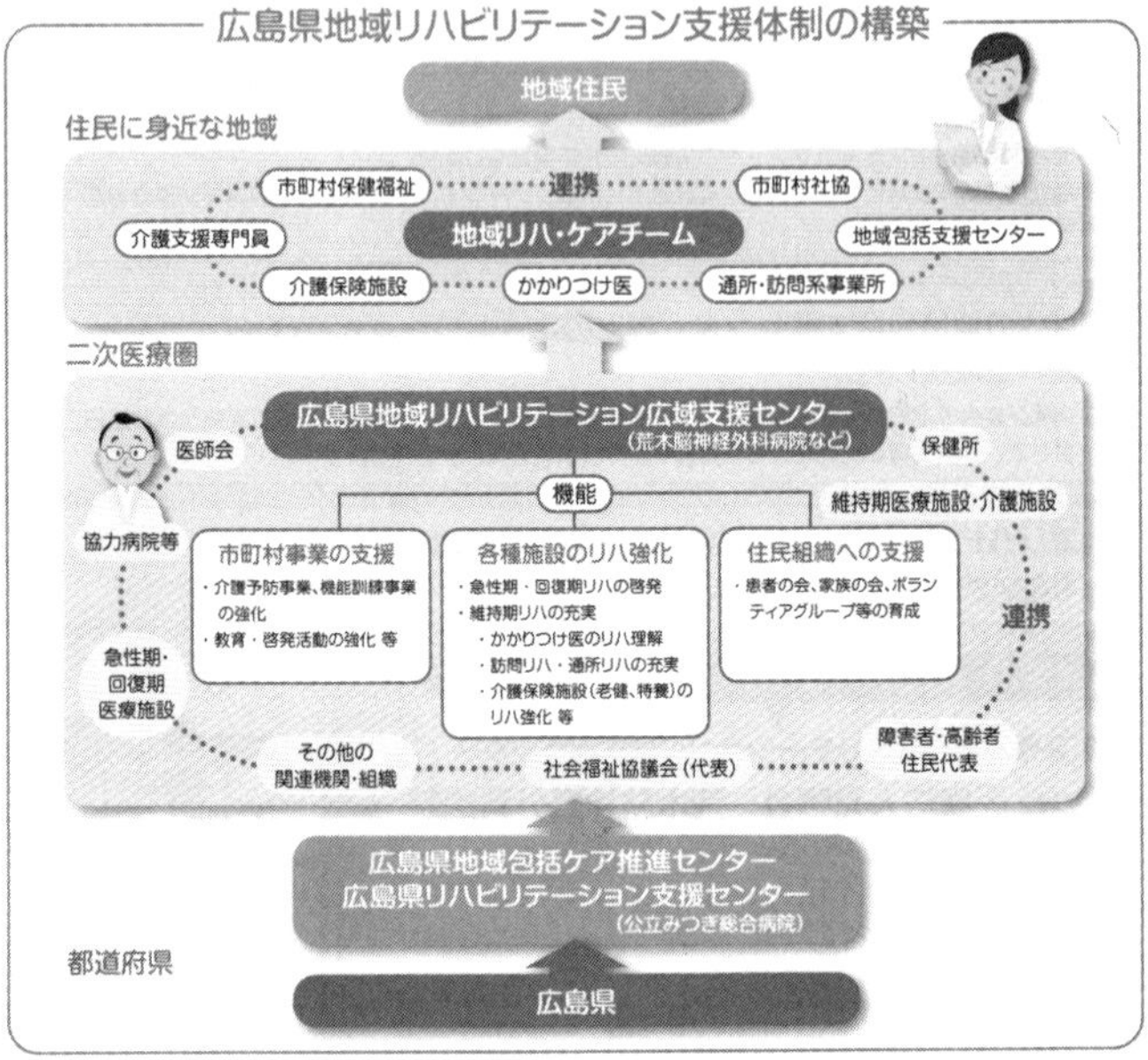

図っています（図13）。

当院も、２０１３年４月に広島県から地域リハビリテーション広域支援センターの指定を受け、広島二次医療圏域の地域リハビリテーションの支援体制整備のため、次に述べるような地域住民の相談への対応に係る支援、市町・地域における関係機関からの相談・技術支援及び人材派遣、医療介護連携の推進など、あるいは、地域リハビリテーション推進に係る研修会の開催等様々な課題に積極的に取り組んでいます。

地域住民の相談への対応に係る支援

西区民まつりや町内会の行事での医療や介護の相談、運動指導、地域の方からの、リハビリテーションや介護に関わる相談に応じています。

西区民まつりでは、体組成測定、体力測定、転倒リスク判定、キッズ撮影会（写真65）などをおこなっています。毎回多く方々がブースを訪れ、健康への関心の高さを実感するとともに、区民の健康づくりに少しでも寄与できているのではと感じています。

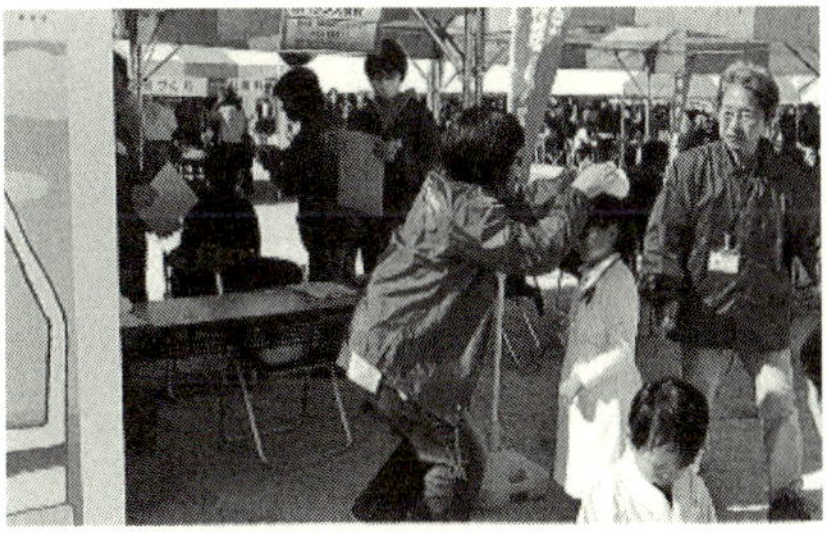

写真65　西区民まつり

広報誌「麦の穂」より

自治体・地域における関係機関からの相談・技術支援及び人材派遣

地域包括支援センターや介護事業者からのリハビリテーションに関わる相談に対応しています。現地へ赴き、療法士が専門職として直接的なアドバイスを行い、積極的にサポートをしています。また、行政・地域包括支援センターと協働し、介護予防事業にも積極的に参加しています。

具体的には、例えば、地域の集会所などで「いきいき百歳体操」を指導したりしています。

高齢者が無理なく足腰を鍛えることができる「いきいき百歳体操」は高知市保健所が開発した、準備体操、筋力運動、整理体操からなる体操です。ゆっくりとした動き、椅子に座ったままの動きが中心で、体力のない人もできて、介護予防効果も実証されていることから、全国に広がっています。

広島市は、市民により親しんでもらおうと、広島東洋カープの元選手が出演し、カープの応援歌に合わせていきいき百歳体操ができるオリジナルＤＶＤ「がんばれ!!　カープひろしま百歳体操」を製作して、啓蒙に取り組んでいます。

医療介護連携の推進

・「リハ・カフェ」

圏域内の医療・介護に関わる事業所や地域包括支援センターと情報交換の場「リハ・カフェ」（写真66）を開催しています。参加者は、医師、看護師、療法士、介護支援専門員、介護事業者、民生委員の方々です。直接顔を合わせる場を設け、地域リハビリテーションについてなんでも相談できる関係「顔の見える連携」をつくることを目的にしたもので、年3回、飲み物や軽食を準備して、アットホームな雰囲気の中、症例発表やテーマを元にした講義、グループワークを行っています。

第1回（平成25年9月20日）からすでに10回を超えるまで回を重ね、毎回約80～120名を超える方が参加され、活発な意見交換が行われています。

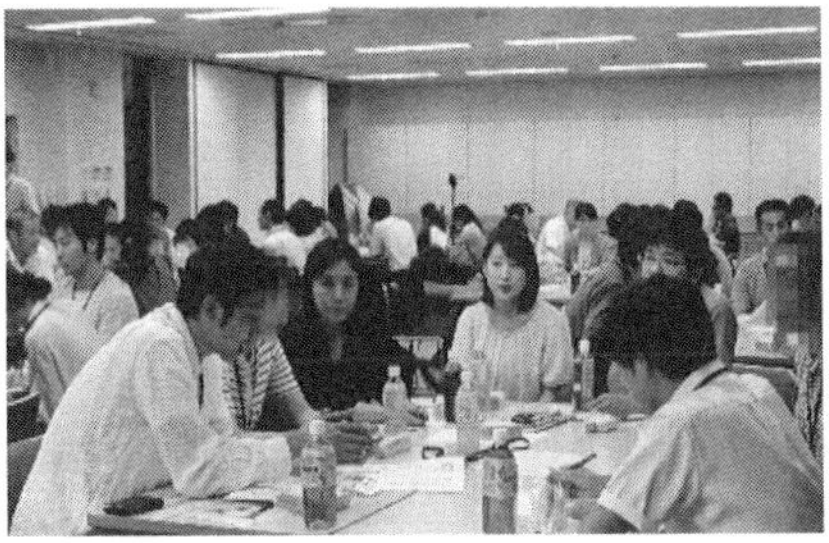

写真66　リハ・カフェの様子

広報誌「麦の穂」より

各回のテーマは、
◇「終末期を地域で支えるために・・・」
◇「自宅で暮らしたい！～在宅生活を支えるために・デイサービスでの取組を通して～」
◇「私たちにできる「支援」はなんだろう～超高齢者や介護療養病床でのリハビリを通して～」
◇「高齢者や障害者が自立しやすい町ってどんなまち？
　　　　～みんなが住みやすいまちを目指して～」
◇「皆で知ろう。私達のまち西区の社会資源」
など多岐にわたります。

高齢化社会が進む中で、「障害を持ったり、年をとっても 自分らしい生活を送ることができる」社会の実現に向けて、様々な職種・職場の人が活発に意見を出し合ったり相談ができる場となっています。
会を重ねるにつれて徐々に連携の輪が広がり、介護予防事業等を通して、行政・医療機関・介護施設・事業所等とネットワークを作り、連携の強化が図られています。

友の会「燦々会（さんさんのかい）」

退院患者様やご家族の方の情報交換の場として、参加者の方より「燦々会（さんさんのかい）」と命名された会を立ち上げ、開催しています。

燦々会は、当院を退院された患者さんとその家族、退院後の生活に不安を抱える入院患者さんと家族、地域住民の皆様が主体となって運営するところに、スタッフがサポートとして入っています。

これまでの活動内容は

第1回テーマ：退院後、私のリハビリ自慢！
第2回テーマ：退院後、私の目標！
第3回テーマ：私の行ってみたいところ！
第4回テーマ：聞いて！私のプラン!!
第5回テーマ：作ろう！私たちの作品展（作品展示を通じた広報活動の準備
第6回テーマ：経験者は語る！（退院された方が入院患者さんに体験談を語る）（写真67）
第7回テーマ：私の今年の抱負 2018
第8回テーマ：病院近くの庚午第一公園にてお花見

今後は、カラオケなど院外での交流会を開催したいという意見が出ていて、活動は広がりをみせています。同じような経験をした人が語り合い、励まし合うことは、患者さんにとって大きな励みになっているようです。

地域リハビリテーション推進に係る研修会の開催

地域リハビリテーション広域支援センターに指定されてから1年ほど経った平成26年3月からは、さまざまな機会を設けて、圏域内の医療・介護従事者を対象に、研修会、外部講師を招いての講演会等を開催し、地域リハビリテーションに係る人材育成を行っています。

災害支援活動

災害支援におけるリハビリテーション活動は、被災者の方々の動かない状態が続くことで、心身の機能が低下して動けなく

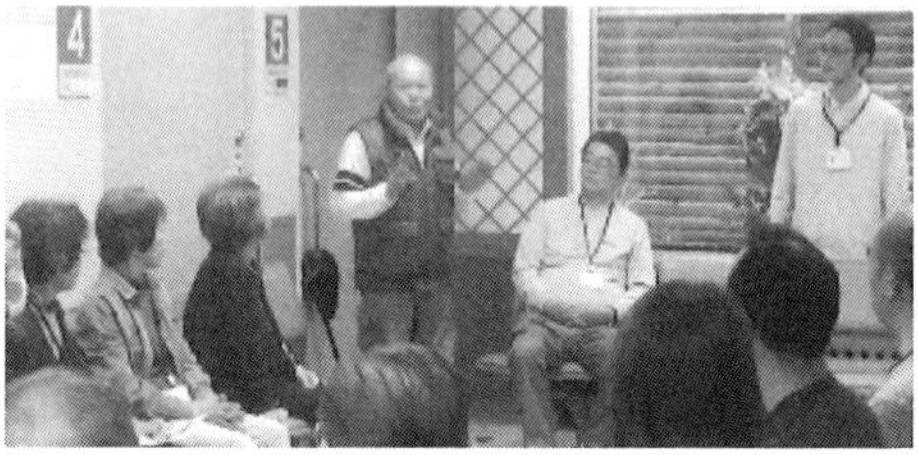

写真67　第6回燦々会の様子

なる「生活不活発病」の予防を最大の目的にしています。当院が地域リハビリテーション広域支援センターの指定を受けてから、行政からの療法士の災害支援活動が増えてきました。災害現場では、集団体操や個別リハビリテーション指導を行い、段ボールベッドなどの避難環境設備の設営作業、医師、看護師、保健師等との避難所巡回に同行するといったことを行います。

広島県大規模土砂災害

当院が地域リハビリテーション広域支援センターを受けて初めて療法士を派遣したのは、平成26年8月20日に発生した広島市安佐南区・安佐北区における局地的な豪雨による「広島県大規模土砂災害」です。広島県公衆衛生リハビリチームからの派遣要請を受け、災害発生の10日後から理学療法士、作業療法士を派遣し、各避難所での広島県公衆衛生リハビリチームが活動を終了する10月5日までの間に延べ33名の療法士が活動しました。

熊本地震

その後、平成28年4月に発生した熊本地震の際にも、広島県からの要請により1名の療法士が、学校や公民館など各避難所に避難している方々の生活不活発病の予防を目的に、7日間現地へ赴きました。

西日本豪雨災害（写真68～71）

平成30年7月に発生した西日本豪雨のときには、災害発生から9日目に広島県からの要請を受け、7月16日～20日の5日間、東広島市に理学療法士と作業療法士を述べ6名派遣しました。このときは、公設避難所に避難された方々の環境整備や生活不活発病などの予防のため「いきいき百歳体操」を行うなどして、各地から派遣されている保健師と一緒に避難所を巡回支援しました。さらに、避難所から自宅に戻られた高齢者世帯の生活状況を確認して回る支援も行いました。日常生活を取り戻すのは程遠い状況での支援でした。

その後、災害発生から3週間がすぎたころ、今度は広島市から避難所への療法士派遣の依頼を受けて、7月31日から広島二次保険医療圏域の他の3つの広域支援センターと協力して、広島市安芸区矢野地区に療法士を派遣しました。保健師や地域包括支援センターの職員と一緒に、避難所生活を続けている方、身体や精神に不安を抱えている方への個別支援を行いました。

災害支援活動では、日常生活への支援も大切ですが、精神的ケア・心理的支援も重要です。当院としても協力を惜しまず、できる限りの支援を続けたいと思います。

地域連携は日本の将来の医療の命運をかける

地域連携は今後ますます重要になってきます。日本の医療財源には限りがあり、今後どんどん増えることはまずないでしょう。その中で、医療従事者は国民に質の高い医療を提供し続ける責務があります。責務を果たすためには、地

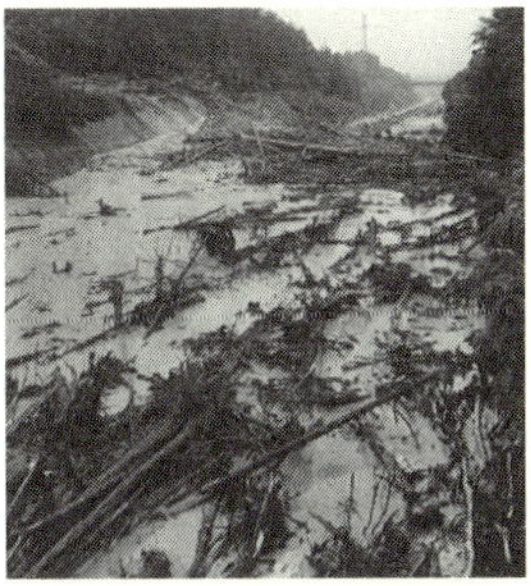

写真68　被災状況（東広島市）

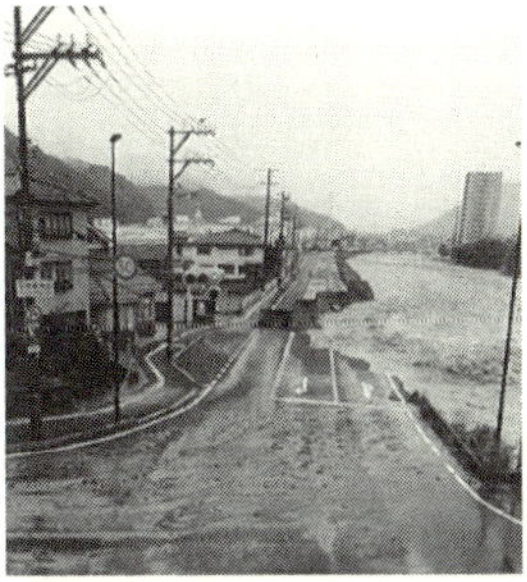

写真69　被災状況（広島市安芸区）

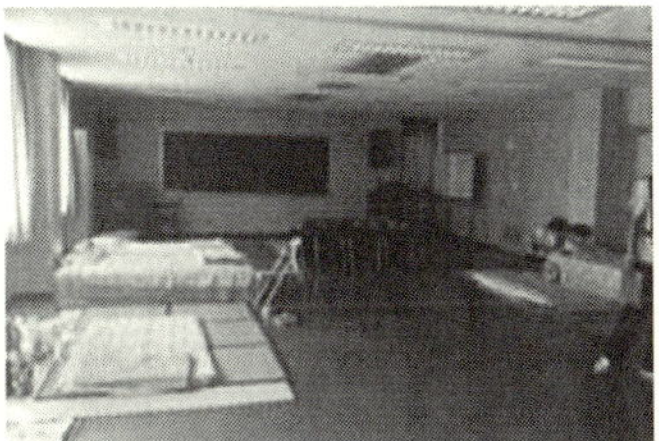

写真70　避難所の様子（東広島市）

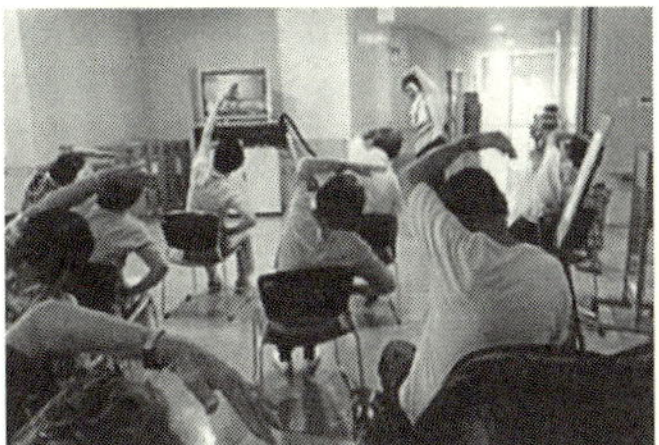

写真71　いきいき百歳体操の様子（東広島市）

広報誌「麦の穂」より

域の医療機関同士が手を取り合って、コストパフォーマンスも考えながら、効率のよい医療を行わなければなりません。そうしなければ、最終的に患者へ最善な医療を提供できなくなってしまいます。

地域連携は、日本の将来の医療の命運をかけた活動といってもよい重要課題であり、当院もより充実したものにするため尽力していきたいと思います。

終わりに

今は、脳梗塞を含む脳卒中の急性期に脳神経外科医が中心となり治療に当たるのが常識になっていますが、45年ほど前は、内科医が中心になって治療をしていました。

私はその頃、新米の外科医として田舎の町立病院に勤務していました。そこへあるとき若い女性が激しい頭痛と嘔吐で担ぎ込まれてきました。その女性は、まだ意識はあり、激しい頭痛のためベッドの上でのたうち回るのです。腰椎穿刺により、くも膜下出血であることが判明しました。しかし、それから先、田舎のことですのでその先の検査すらできず、内科医が対症療法だけで何の有効な手立てもできず、10日ぐらいして亡くなったことを記憶しています。

1975年、佐藤栄作元総理大臣が築地の料亭で脳卒中で倒れられました。当時は、「脳卒中になったら、その場から絶対動かさない」というのが内科の立場での常識でした。そのため、その場で治療を受けたのですが、残念ながら亡くなられました。

それに対して、脳神経外科医は日夜奮闘し、手術による治療を試み、その技術が格段に進歩し治療の成果を出してきました。その後の、医用工学の発達によって新たな手術道具が開発され、ＣＴ、ＭＲＩ、ＤＳＡなどの検査機器などの発展も相まって、今日の脳神経外科の揺るぎない領域が確立してきました。

今は、「速やかにしかるべき治療可能な医療機関に搬送して治療を受ける」のが常識になりましたが、これは脳神経外科医の挑戦のたまものと思います。

その後、この領域の技術の進歩は目覚ましく、今では開頭せずに行う脳血管内治療も治療の大きな柱となりつつあります。

私の医療人としての歩みは、先達たちの挑戦された黎明期と、脳神経外科の発展期とに重なる部分があります。

一方、リハビリテーションの領域も近年大きく変わってきています。ＰＴ、ＯＴ、ＳＴなどのリハビリ専門職がそろい、本当に社会復帰を目指せるようになってきました。加えて、最近の様々な種類のニューロリハビリテーションを取り入れることによって、さらに機能回復が期待できるようになりました。

またリハビリテーションは、病院内にとどまらず、近年全国各地で多発している各種災害に対して、その現場において大いに貢献をしております。

私が病院を開設するにあたっては、患者中心の医療を行い、高度な脳神経外科の治療のできる専門病院を作ることを目標としました。そのために、最新の治療法を積極的に学び、取り入れてきました。また、地域のニーズを受け、それに応えるために病院・地域との間の窓口を設け、皆様とのつながりを深め、様々な取組みをすすめてきました。

私が本を著すのも、たくさんの方々に最適な治療、最善のリハビリテーションを受けるために必要な情報を伝えたいという思いからです。

医療を取り巻く環境はいろんな意味で大きく変わりつつありますが、「患者中心の医療」という変わらぬ理想を掲げ、スタッフとともにこれからも変わらぬ研鑽を積み重ねていきたいと思っています。

著者紹介

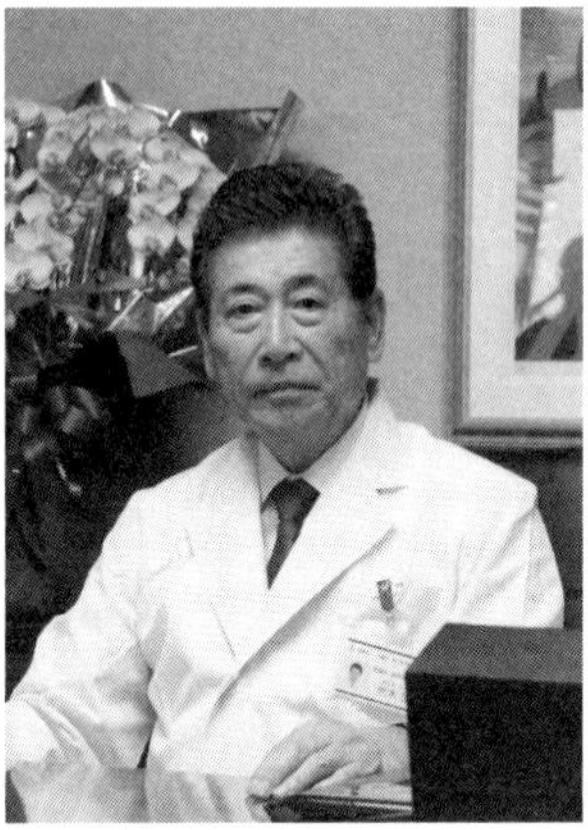

医療法人光臨会　荒木脳神経外科病院
理事長　荒木《あらき》　攻《おさむ》

生年月日：1943年2月28日生
広島県出身

1969年	3月	広島大学医学部卒業
1969年	4月	広島大学医学部附属病院にて臨床研修開始
1970年		広島大学医学部第2外科教室入局
1974年		助手
1976年		広島大学脳神経外科教室に移籍
1977年		岡山県（財）倉敷中央病院脳神経外科医長
1986年	7月	荒木脳神経外科病院開設　院長
2000年	10月	医療法人光臨会　理事長　現職

開院以来、救急は決して断らない姿勢を貫き、脳卒中医療において豊富な経験を持つ。
広島市を中心に年1回の市民公開講座を開き、脳卒中の啓蒙活動をしている。

【資格】
医学博士
日本脳神経外科専門医・指導医
日本脳卒中学会専門医
日体協公認スポーツドクター

【役職】
日本臨床脳神経外科協会 理事
一般財団法人 広島脳神経外科協会 理事長
社団法人 広島県病院協会 監事
広島県病院企業年金基金 理事長

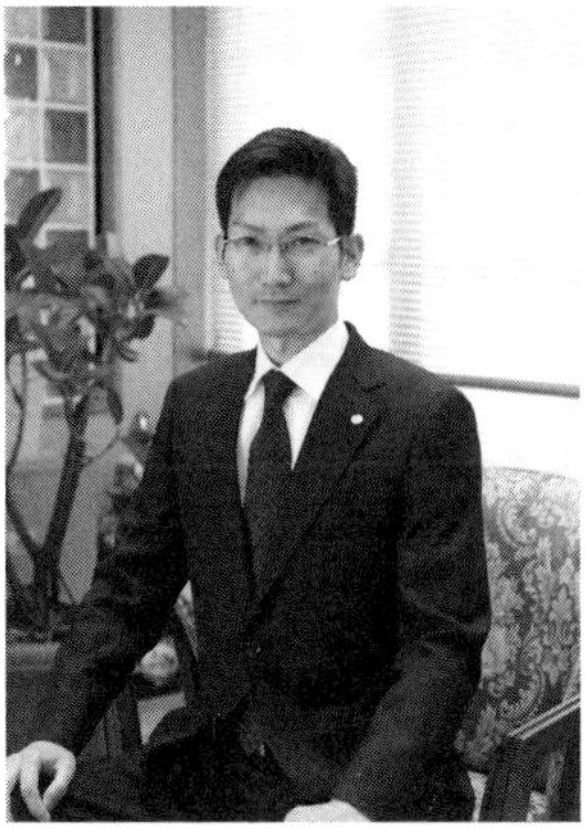

医療法人光臨会　荒木脳神経外科病院
院長　荒木　勇人

2001年	3月	山口大学医学部　卒業
2001年	4月	広島大学病院　脳神経外科教室入局
2002年	4月	県立広島病院　脳神経外科
2004年	4月	独立行政法人国立病院機構呉医療センター　脳神経外科
2006年	4月	松江赤十字病院　脳神経外科
2008年	4月	市立三次中央病院　脳神経外科
2009年	4月	マツダ(株)マツダ病院　脳神経外科
2014年	4月	同病院　脳神経外科部長
2015年	11月	医療法人光臨会 荒木脳神経外科病院　脳神経外科部長
2017年	10月	同病院　院長　現職

当院の特徴はチーム医療です。
超急性期から回復期まで、多職種が連携して質の高い医療の提供を目指しています。

【資格】
日本脳神経外科専門医・指導医
日本脳卒中学会専門医
日本脳神経血管内治療学会専門医

【役職】
広島市勤務医会 理事
広島県地域保健対策協議会
脳卒中医療体制検討特別委員会 委員

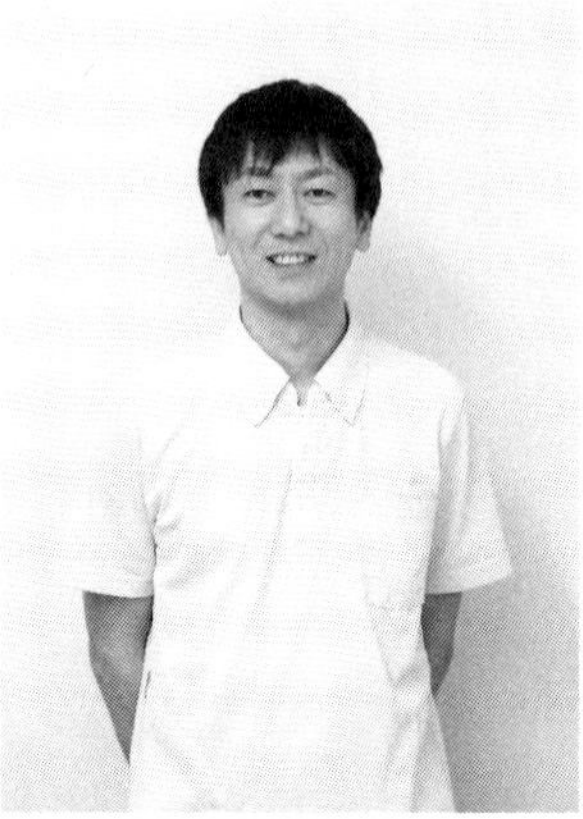

医療法人光臨会　荒木脳神経外科病院
リハビリテーション部長
今田　直樹

1999年　３月　　国際医療福祉大学保健学部作業療法学科卒業（栃木県）
2002年　４月　　医療法人光臨会　荒木脳神経外科病院
2010年　４月　　同病院リハビリテーション部長　現職

私は、日々の職務遂行の中で、急性期から生活期まで一貫した全人的な医療と介護に基づいたリハビリテーションの実践に努めています。

【資格】
作業療法士
介護支援専門員
福祉用具プランナー

【役職】
2014年　４月　広島国際大学　臨床教授　現職

超・急性期脳梗塞からのリハビリテーション

2019年11月29日　第1版発行

定価はカバーに表示してあります。

著　　者　荒木　攻
発 行 者　羽田　直仁
発 行 所　みずほ出版新社株式会社
〒365-0068　埼玉県鴻巣市愛の町412
電話　048(577)3750
FAX　048(577)3752

発　売　株式会社日興企画
中央区八丁堀4－11－10　第2 SSビル6F
電話　03(6262)8127
FAX　03(6262)8126

印　刷
製　本　藤原印刷株式会社

Printed in Japan

ISBN978-4-88877-931-9 C0077 ¥1200E